GASTRONOMÍA SALUDABLE
cardio vascular

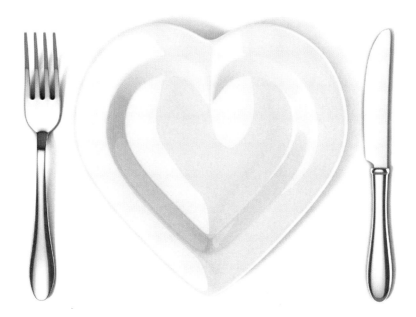

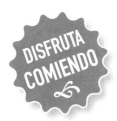

DISFRUTA COMIENDO

Coordinación: Rafael Ansón
Presidente de la Real Academia de Gastronomía

Con la colaboración de **Emma Sueiro**

Presentación

Alcanzar un buen estado de salud a nivel individual y colectivo es el primer objetivo de cualquier iniciativa socio–sanitaria que ponga en marcha el sector público y, también, el privado. El nivel de salud está condicionado por factores genéticos y ambientales, donde la variable externa más importante es la alimentación.

Desde la Real Academia de Gastronomía siempre nos gusta recordar que una alimentación adecuada debe satisfacer todas las necesidades nutricionales e incorporar valores culturales, sociológicos, gastronómicos y de satisfacción personal.

Pero la otra cara de la moneda es que, aunque este sea el objetivo prioritario, no se come solo por salud, sino también por placer y de acuerdo con una riquísima herencia socio–cultural, es decir, los hábitos alimentarios. Por ello, no hay duda de que si al programar una dieta no se tienen en cuenta estos factores (placer y hábitos alimentarios), aunque sea correcta desde el punto de vista nutricional, va a fracasar.

Incluso las personas que hayan padecido una patología de tipo cardiovascular y deben comer de una determinada forma, no tienen por qué renunciar a la posibilidad de disfrutar comiendo. Es decir, una vez que los médicos o nutricionistas determinen el tipo de alimentos que pueden y no pueden comer, en la cocina se deben preparar esos alimentos de manera que produzcan la máxima satisfacción. Ese es el mensaje que pretendemos transmitir a través de esta obra.

Nuestra dieta (independientemente de que hayamos sufrido o no una enfermedad de tipo cardiovascular) debe ser sana, nutritiva y palatable, además de estar de acuerdo con nuestros hábitos alimentarios, algo básico para alcanzar el máximo nivel de satisfacción.

A partir de esta base, también habrá que considerar otros aspectos como los económicos o los de disponibilidad de alimentos, sin olvidar el escaso tiempo que, por nuestra sociedad actual, tenemos para realizar las comidas, lo cual provoca que tengamos que hacerlas fuera de casa y que pasen de ser un placer a una obligación más.

Los principios básicos de una dieta saludable pueden resumirse en tres palabras: moderación, variedad y equilibrio. La nutrición adecuada no tiene por qué ser ni complicada ni restrictiva. A menos que se tenga un proceso patológico relacionado con algún componente de la dieta, hay que intentar disfrutar prácticamente de todos los alimentos que conocemos siempre que tengamos presente el principio de la moderación.

Por otro lado, incluyendo en nuestra dieta una gran variedad de alimentos, podremos conseguir todos los nutrientes que necesitamos para mantener un buen estado de salud.

Por último, un adecuado equilibrio se corresponde tanto con una ingesta equilibrada de vitaminas, minerales y otros nutrientes como con una ingesta calórica adecuada a las necesidades energéticas, manteniendo así el peso corporal. De ahí la importancia de conocer la composición de los alimentos en energía y nutrientes.

Cuando en nuestra dieta logramos introducir alimentos correspondientes a los diferentes grupos, unos con otros se complementan y suplementan en su aportación nutricional, haciendo que esta dieta variada sea capaz de cubrir todas las recomendaciones de energía y nutrientes. Es decir que en la variedad no solo está el gusto, sino también la salud.

La colaboración entre Everest, la editorial gastronómica por excelencia, la aseguradora Asisa (líder en el mercado de Asistencia Sanitaria) y la Asociación de Amigos de la Real Academia de Gastronomía ha posibilitado la edición de esta obra, alrededor de la cual me gustaría transmitir específicamente un mensaje: una vez que los médicos o los nutricionistas determinen los alimentos que pueden o no pueden comer quienes hayan padecido una patología cardiovascular determinada, los cocineros deben transformar esos alimentos «autorizados» de la manera que produzcan la mayor satisfacción y el mayor placer posibles. Hasta en situaciones complejas, salud y placer pueden seguir yendo de la mano.

Rafael Ansón
PRESIDENTE DE LA REAL
ACADEMIA DE GASTRONOMÍA

GASTRONOMÍA
SALUDABLE
cardiovascular

everest

Gastronomía
a la medida del paciente
por Rafael Ansón

Se puede disfrutar comiendo y, a la vez, mantener una dieta saludable. En este ámbito, el placer tampoco está reñido con la salud. Ya nos lo decía, hace varias décadas, el profesor Francisco Grande Covián, «alma máter» de la Fundación Española de la Nutrición (FEN) junto con el profesor Gregorio Varela Mosquera, cuando afirmaba que «solo comeremos lo que debemos si nos gusta». Y esto es aplicable incluso en casos extremos, como los de personas afectadas por algún tipo de patología cardiovascular.

No solo una alimentación saludable es compatible con una comida placentera sino que es absolutamente indispensable buscar la armonía entre los dos aspectos básicos de la alimentación. Solo disfrutaremos de verdad comiendo si conseguimos **combinar el placer y la satisfacción con la salud y la calidad**. Es algo perfectamente posible en todas las ocasiones, siempre que se coma de forma moderada y equilibrada. También decía Grande Covián que «hay que comer de todo, poco».

Variedad, sensatez y moderación, esos han sido y siguen siendo los conceptos clave.

Se trata, por tanto, de comer lo que debemos desde el punto de vista saludable y que nos guste, Es decir, que podamos disfrutar con una de las actividades más importantes del ser humano, culturalmente hablando y a la que dedica buena parte de su vida.

Porque la cocina actual, la tecnología alimentaria y la cercanía de los mercados hacen posible el equilibrio entre lo gastronómico (lo placentero) y lo saludable.

Solo hay que ponerse en manos de un cocinero sensible que conozca nuestro historial sanitario, sepa lo que podemos comer y en qué cantidades, y cómo convertirlo en una alimentación agradable y satisfactoria. Es decir, que a pesar de la patología cardiovascular de la que se trate, siempre hay una dieta placentera a la medida del paciente.

RECOMENDACIONES BÁSICAS PARA ENFERMOS CARDIOVASCULARES

• Para las personas afectadas por enfermedades cardiovasculares hay que optar por la prevención en materia alimentaria. Una dieta equilibrada, pobre en sal y grasas, y rica en frutas, verduras, fibra, legumbres y pescados y un moderado consumo de aceites de oliva es la más recomendable en estos casos. Pero sin radicalismos ni prohibiciones absolutas.

• Una vez diagnosticada una dolencia cardíaca, el especialista debe analizar los factores de riesgo y el tratamiento a seguir, que determinará los alimentos más aconsejables y los casi evitables por completo, excepto en ocasiones muy puntuales.

• En términos generales, las principales recomendaciones serían optar por sustancias pobres en grasas, sobre todo, en grasas saturadas y colesterol. También tomar leche desnatada y evitar los quesos muy curados, además de aumentar el consumo de pescados, frutas, hortalizas y verduras.

• Optar por el aceite de oliva en la elaboración de los platos, moderar la ingesta de azúcares y limitar el consumo de sal.

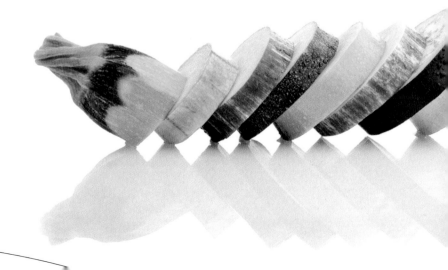

• Finalmente, también hay que evitar al máximo el alcohol y moderar el uso de precocinados y conservas. Recomendaciones sensatas para cualquier ciudadano y más aún para los sometidos a este tipo de patologías.

• Y no podemos olvidar nunca que no solo es comer sino **vivir de una manera determinada**. Además de una alimentación correcta, nuestro corazón necesita un estilo de vida que incluya también el ejercicio físico y evite el sobrepeso y la hipertensión arterial. En definitiva, un estilo de vida cardiosaludable más allá de lo que comemos, cuyos beneficios van directos al músculo cardíaco.

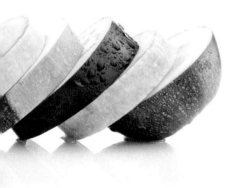
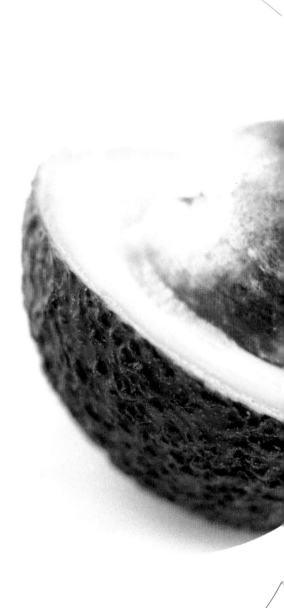

LA PRINCIPAL
FUENTE DE MORTALIDAD

Las enfermedades cardiovasculares son la principal fuente de mortalidad en países como el nuestro. Según el doctor Valentín Fuster (para mí, el mejor cardiólogo del mundo) estas dolencias, derivadas en buena medida de problemas nutricionales, antes normalmente aparecían a partir de los 60 años y ahora lo hacen a partir de los 50. Un problema de enorme magnitud, una llaga lacerante en nuestro tiempo.

Por eso es tan importante la educación. Estoy convencido de que habrá menos obesos y menos ciudadanos con problemas cardíacos cuando todo el mundo descubra

la esencia del hecho gastronómico, que es comer saludable y placenteramente. Si se disfruta comiendo, es decir, si esta actividad se realiza sin prisas, a partir de alimentos sanos y, a poder ser, en compañía, se convierte en uno de los momentos más placenteros de nuestra vida que, además, se desarrolla nada menos que tres o cuatro veces al día. Pero nunca se puede disfrutar comiendo si no se come de una manera saludable.

Los nutricionistas admiten que **no se pueden comprar calorías**, o proteínas o hidratos en el mercado, **hay que comprar alimentos**, hay que saber qué alimentos se compran y hay que conseguir que esos alimentos cocinados o preparados sean de buena calidad y nos gusten.

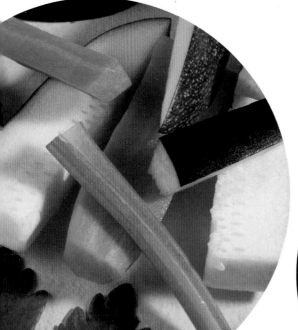

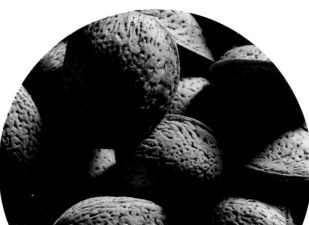

COMER BIEN
NO PUEDE SER UN DRAMA

Comer saludablemente nunca puede ser un drama sino un verdadero disfrute, sobre todo si tenemos curiosidad por ir descubriendo las propiedades de los alimentos, nos apuntamos a las nuevas recetas y, por encima de todo, utilizamos en el proceso no solo los cinco sentidos básicos sino ese maravilloso complemento que es el sexto sentido, el sentido común, también llamado **sensatez**.

Una alimentación adecuada debe satisfacer todas las necesidades nutricionales e incorporar valores culturales, sociológicos, gastronómicos y de satisfacción personal. Siendo moderados, variados y equilibrados en el comer, siempre podremos visitar los mejores restaurantes, brindar con los mejores vinos y no engordar ni tener mayores problemas en nuestros controles analíticos.

LA TERAPIA, UN BUEN
RATO DE RISA

Y hay quien piensa también que un buen rato de risa, rodeado de amigos, con lo que conlleva de alegría de vivir, puede seguramente generar un efecto nutricional muy positivo.

Me parece realmente irónico, si no fuera dramático, que España, el lugar del mundo en donde probablemente más certeramente pueda localizarse el corazón de la **dieta mediterránea**, Patrimonio Cultural Inmaterial de la Humanidad, **e incluso su origen, como modelo alimentario prudente y equilibrado**, es uno de los países donde menos se respetan sus postulados, vivimos mediterráneamente pero no comemos mediterráneamente.

En esta ruta hacia la felicidad alimentaria (que ocupa todos los días de nuestra vida) siempre nos pareció muy importante no perder las relaciones sociales, vecinales y, sobre todo, familiares, que han llevado a que abunden los comensales solitarios, cuando alrededor de la mesa se debería seguir produciendo uno de los grandes festejos de nuestra vida, mientras se convive, se comunica y también se discute. Una comida en buena compañía es un maravilloso lugar de encuentro, el escenario ideal para todo tipo de relaciones sociales, incluso para personas afectadas por dolencias cardiovasculares, quienes nunca deben renunciar al placer de la buena mesa.

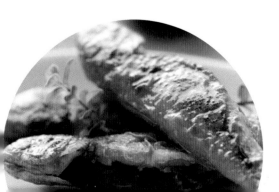

Hacia una nutrición
más saludable
por Gregorio Varela Moreiras

Es bien conocido que la incidencia de las enfermedades cardiovasculares aumentó desde el inicio del pasado siglo XX hasta el punto en que llegó a ser la primera causa de muerte en los países industrializados en la medida en que cada país fue cambiando sus estilos de vida tradicionales.

Como ejemplo, en Estados Unidos, este fenómeno sucedió en los años 20 del pasado siglo, mientras que en España no ocurrió hasta finales de la década de los 50. El incremento continuó hasta finales de la década de los 60, en los que la investigación epidemiológica supuso un enorme avance en el conocimiento científico de los factores de riesgo, así como de las posibles herramientas para su prevención.

Por ello, de alguna manera se puede considerar a las enfermedades cardiovasculares como «privilegiadas» en el conjunto de las denominadas enfermedades crónico–degenerativas, ya que para otras como el cáncer o las de tipo neurológico, las causas y su posible prevención, son mucho más desconocidas en la actualidad. No obstante, todavía aproximadamente un 30% de la etiología de las enfermedades cardiovasculares se ignora, razón por la que la investigación cardiovascular es aún prioritaria. Y a pesar de ese mejor conocimiento, sigue siendo la **primera causa de morbilidad y mortalidad** en los llamados países occidentales, España entre ellos.

Entre los **factores de riesgo**, los estilos de vida y su modulación por el componente genético de manera bidireccional, suponen no solo un reto a nivel individual, sino también colectivo.

Sin duda, la alimentación entendida globalmente es la principal y más accesible forma de prevenir e incluso intervenir en esta tipología de enfermedades.

Y, para ello, tenemos la inmensa fortuna de vivir en uno de los mejores lugares para prevenir la enfermedad cardiovascular. El llamado «Estilo de vida mediterráneo» supone una combinación de alimentos, la forma de prepararlos y compartirlos, junto con un estilo de vida activo, que además la evidencia científica nos confirma como la mejor herramienta posible.

Recordemos que los principios de cómo debería ser la dieta se resumirían en... **«variada, equilibrada, moderada,**

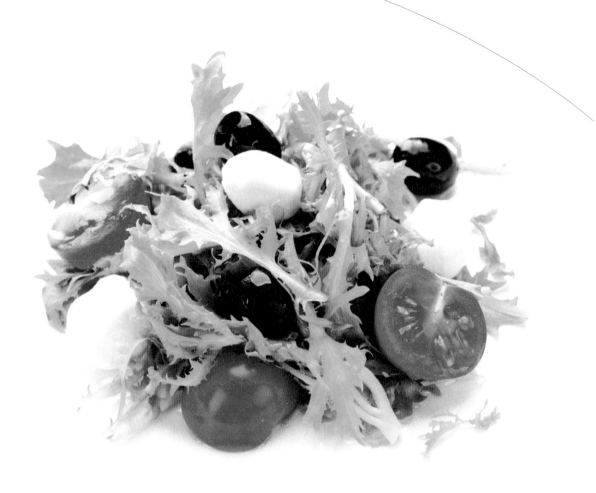

en movimiento, y además compartida». Sin duda, si somos capaces de adherirnos a estos conceptos, reducimos el riesgo, aportamos salud a nuestras vidas, y sin descuidar algo tan importante como es el placer, una vez más, el binomio salud y placer como claves también en la prevención del riesgo cardiovascular. Y es aquí donde la *Gastronomía*

Saludable Cardiovascular adquiere su máxima expresión y valor, como se transmite de forma magnífica en el presente libro. **Gastronomía y Nutrición pueden y deben entenderse ahora más que nunca**. Y la cadena alimentaria, desde la producción hasta el momento de la ingesta, procura responder a nuestras exigencias.

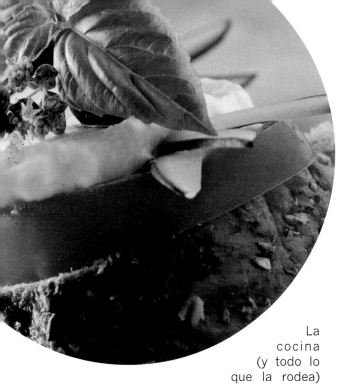

La cocina (y todo lo que la rodea) es una gran fuente de placer, es decir, que atesora muchos valores desde la perspectiva lúdica. Llama la atención especialmente que, durante los últimos años, el elemento nutricional ha ido ganando cada vez más peso y ningún planteamiento culinario actual con aspiraciones de alcanzar el éxito puede soslayar estos valores, que constituyen uno de los elementos clave de su fuerza. Y frente a quienes mantuvieron en tiempos que comer y beber (al menos, hacerlo fuera de toda medida) embrutecen y que alimentarse responde a un mero impulso instintivo de supervivencia, hay que apostar por una **aproximación culta y saludable al universo gastronómico**, planteamien-

to esencial en torno al cual hemos construido el **arte de la buena mesa**, y al menos hemos logrado para la mayoría de la población el conseguir los mínimos nutricionales necesarios.

Y en este sentido, recordemos el gran principio de nuestra Dieta Mediterránea: «No es solo importante lo que se come sino cómo y con quién»... el aspecto social una vez más. Y además, hay claro consenso: «Comer mejor significa vivir mejor»; dicho de otra manera, **somos, al fin y al cabo, lo que comemos**. Y comer bien resulta complejo pero, a la vez, sumamente placentero. Ya decía Brillat–Savarin en su tratado «Fisiología del Gusto» que «el placer de comer es el único que, tomado con moderación, no va seguido de la fatiga».

Pero además, la *Dieta Mediterránea tradicional* está de enhorabuena, y es que nunca antes un modelo de patrón alimentario había sido considerado para ingresar entre los galardonados como **Patrimonio intangible de la Humanidad** para la UNESCO. Todos debemos felicitarnos, pero desde luego supone un tributo, un reconocimiento a pasadas generaciones que hacían y la practicaban de verdad. Sin embargo, como en otras facetas de nuestras vidas, también en el ámbito de la alimentación se da el fenómeno de la paradoja.

Sí, hasta hace poco tiempo, la forma de alimentarse de los países europeos ribereños del Mediterráneo no tenía demasiado prestigio. Nuestra talla en una época en que este parámetro era tenido como óptimo de salud, sería un ejemplo de nuestra «pobre alimentación». El consumo de algunos alimentos, como el **aceite de oliva** o el **pescado**, no tenían buena reputación y hoy son las verdaderas «estrellas» de la Nutrición.

Tampoco se debe olvidar el papel de otros factores no dietéticos: vida más tranquila, menor estrés, vida activa pero también siesta, etc.

Y hace ya más de 60 años que Keys, Anderson y Grande-Covián en Minnesota (EE UU) fueron pioneros al demostrar, en el llamado *Estudio de los Siete Países*, que en los países mediterráneos la mortalidad por enfermedades cardiovasculares era mucho menor que en otros. Esta línea de investigación abriría una fuente de información valiosísima ya que demostraba que la Dieta Mediterránea era, en gran parte, la responsable de esta situación beneficiosa.

Pero... ¿es posible en nuestra sociedad actual seguir los estilos de vida saludables para la reducción del riesgo cardiovascular, en definitiva, seguir la Dieta Mediterránea? Difícil, pero posible y muy deseable. Permítaseme recordar la evolución de nuestra Dieta Mediterránea: la ancestral, dieta pobre y limitada, donde predominaban los vegetales, se consumía poca leche y además era de cabra; la actual, que se caracteriza por un elevado consumo de carnes, huevos, pescado, lácteos, frutas, dulces y bollería, bebidas alcohólicas y aceite de oliva, en definitiva, consumir más de casi todo, excepto precisamente cereales y legumbres. ¿Se parecen en algo estos dos tipos de dieta?, ¿podemos continuar llamando mediterránea a la que seguimos la mayoría en la actualidad?. ¿Qué nos ha pasado en tan poco tiempo en relación a nuestros hábitos alimentarios?

Una frase lo resume de manera muy efectista: «Nunca hubo tanto donde elegir, ni menos tiempo y capacidad para hacerlo».

Efectivamente, en la sociedad de consumo hay una oferta desmesurada de productos y servicios a unos consumidores sin capacidad de hacer una elección racional. Sirva como ejemplo que nuestras «abuelas» vivían entre un centenar corto de alimentos, y apenas media docena de sistemas culinarios. Hoy, sin embargo, en un hipermercado nos encontramos más de 30000 productos, y con una vida media de apenas ocho años, lo que está modificando de manera inconsciente nuestros hábitos alimentarios.

Además, han cambiado nuestras *expectativas* en la mesa: para nuestros padres y abuelos, el grueso del plato podía ser indistintamente carne, pescado, legumbres o vegetales; los elementos de un plato solían estar mezclados, hermanados entre sí por la cocción, lo que propiciaba la mezcla de los gustos y las texturas. En la actualidad, el elemento *principal* suele ser un buen trozo de carne o pescado o huevos, mientras que el alimento secundario suelen ser vegetales; la mayoría de los hidratos de carbono, por otro lado, aún ocupan un lugar más secundario, en definitiva, los vegetales son la guarnición, lo *prescindible*; y el *sabor del plato* lo proporciona una salsa *preparada aparte*, ya que los productos se relacionan entre sí por *yuxtaposición*, por estar uno junto a otro o uno recubierto por otro en el mismo plato, constituyendo un buen ejemplo de ello el típico *plato combinado* al que tan habitualmente recurrimos.

Pero desgraciadamente el interés actual por la alimentación presenta, también, aspectos menos satisfactorios. A su alrededor han surgido toda una serie de falacias, engaños, errores, «dietas mágicas», etc., que en muchos casos son gravemente peligrosas para nuestra salud. Preocupa hoy también y mucho los cambios en las formas de comer, ya que no solo interesa lo que se come, sino cómo e incluso con quién, la denominada **socialización de la comida**. Hoy parece que estamos en una pendiente peligrosa en la que se unen la falta de conocimiento de los alimentos, el desinterés por tener habilidades culinarias, la individualización y simplificación de las maneras de comer, alimentación *en silencio*, e incluso la falta de los valores imprescindibles que nos permiten ser suficientemente autónomos para elegir adecuadamente los alimentos

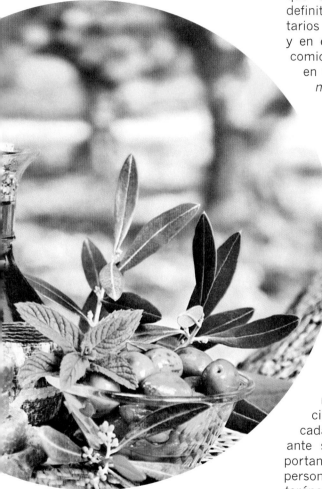

que constituyan nuestra dieta, en definitiva, consolidar hábitos alimentarios en un entorno social no fácil y en el que en un gran número de comidas que hacemos nos ponemos en manos de otros, la llamada *alimentación institucional*.

Estamos convencidos de que tras la lectura, reflexión y placer de leer y practicar el presente libro, el querido lector tendrá la sensación de que **la comida es importante**, que su papel no ha sido ni es secundario, y que tiene un protagonismo indudable en lo que llamamos historia social, pero además nos impacta, positiva o negativamente, sobre nuestra salud y calidad de vida.

Es por ello que el necesario «sentido común» en todos los ámbitos de nuestra vida, y más aún si me permite en la alimentación, se manifiesta en todas y cada una de las páginas que tiene ante sus manos. Y no menos importante, es crítico fomentar que la persona sea *autónoma*, y no tan *heterónoma* como acostumbramos en muchas ocasiones. Tenemos la oportunidad de tomar decisiones sobre nuestra alimentación en todo el proceso voluntario desde la producción de los alimentos y bebidas hasta que completamos la ingestión, para ya después iniciar ese maravilloso proceso de digestión, absorción y metabolismo, involuntario, la razón de ser de la ciencia de la Nutrición.

Alguien dijo que si el siglo XIX pasará a la historia de la salud como aquel en el que se consiguieron vencer las enfermedades transmisibles con el descubrimiento de la asepsia y el posterior de los antibióticos, el siglo XX será recordado como aquel en el que los avances técnicos nos ayudaron a prolongar la esperanza de vida y a luchar contra las consecuencias de las enfermedades crónico–degenerativas, mientras que el siglo XXI debería ser aquel en el que «dejemos de curar y consigamos prevenir».

El presente libro-guía trata de ayudar a conseguirlo, siempre desde esa perspectiva pluridisciplinar. Los esfuerzos deberían, por lo tanto, centrarse en **prevenir a través de la promoción de la salud**, y en este campo la importancia de una buena alimentación es crucial. Prevenir es algo que solo conseguiremos cambiando nuestros hábitos, adaptando nuestra ingesta energética a nuestras verdaderas necesidades, realizando una elección de alimentos que nos aporte los nutrientes necesarios en las cantidades suficientes y realizando actividad física con regularidad. Lamentablemente, hacer todo eso es algo que se nos olvida con facilidad o, quizás, muchos de nosotros nunca hemos sabido cómo hacerlo a pesar de que los expertos en nutrición y salud pública se *empeñan* en recordarnos las consecuencias de nuestros comportamientos y la importancia de cambiarlos. Y que la alimentación, y por ende la nutrición, sin duda, proporciona felicidad y placer, aún más importantes en los momentos actuales ■

Juan Mari y Elena Arzak

No se concibe la gastronomía contemporánea española sin un apellido: Arzak. Juan Mari nació y desarrolló su vocación desde la cuna, en la casa de comidas de los abuelos y luego de sus padres, en San Sebastián. Casi un calco de lo que hizo una de sus dos hijas, Elena. Al patriarca se le considera (con todos los méritos) el padre de la Nueva Cocina Vasca y, por ende, de la española, tras aquel crucial congreso de 1976 organizado por López-Canís y la revista Club de Gourmets con la asistencia del 'pope' mundial de la gastronomía, el galo Paul Bocuse. Y a él se debe la influencia que ejerció en un Ferran Adrià que ya se intuía visionario y genial en la concepción de la revolución de la cocina española, que pasó a ser la primera del mundo durante un lustro. Elena Arzak se volcó, como su padre, en la cocina y mantuvo la esencia de la tradición, la 'presión' de un padre tan influyente y la de conseguir, sin perder un ápice de la esencia tradicional, revolucionar los fogones de la 'casa madre', hasta ser considerada la Mejor Cocinera del Mundo 2013 en la categoría de mujeres. ¿La suerte?, que padre e hija siguen juntos. Prueba de ello, Ametsa (sueño en euskera) with Arzak Instruction en el Hotel Halkin de Londres, su última aventura culinaria.

«Mostaza» de cáñamo y vieiras **1**
Bonito en hoguera de escamas **2**
Tortilla fea de chocolate **P**

menú 1

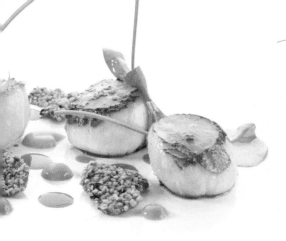

INGREDIENTES

PARA 4 PERSONAS:

Para las vieiras:

12 vieiras

2 cs de aceite de oliva

Sal, jengibre y regaliz en polvo, zumo de melón, vinagre

Para mojo de cáñamo:

50 g de aceite de oliva

50 g de almendras tostadas

50 g de mostaza en grano

25 g de cáñamo

2 cs de agua

Sal y pimienta

Para el aceite de «coral» y pimentón dulce:

100 g de aceite de oliva

10 g de pimentón dulce

El coral de las vieiras

Para el aceite de cáñamo:

200 g de aceite de oliva 0'4

40 g de cáñamo

Para la emulsión de cáñamo:

1 huevo

½ g de aceite de oliva 0`4

1 cs de cúrcuma

15 g de cáñamo (previamente tostado)

Sal y pimienta

Para el crujiente de cáñamo:

110 g de agua

120 g de harina

30 g de trisol (fibra soluble derivada del trigo)

1 g de cúrcuma

25 g de semillas de cáñamo

Aceite de oliva para freír

Hojas Syrha

PREPARACIÓN:

Para las vieiras:

Limpiar bien las vieiras recuperando el cuerpo y su coral. Se sazonan con una pizca de sal, el polvo de regaliz y el jengibre y se introducen en la mezcla del zumo de melón y vinagre 5 minutos. Reservar.

Para mojo y el aceite de cáñamo:

Triturar el conjunto de los ingredientes. Salpimentar. Se tritura el cáñamo y se deja reposar en el aceite hasta que decante, se retira y se reserva.

Para el aceite de «coral» y pimentón dulce:

Se saltean los corales en un poco de aceite, se mezcla con el pimentón dulce y se mantiene al fuego suave 5 minutos. Se deja reposar hasta que los corales se decanten y se retiran.

Para la emulsión de cáñamo:

Se emulsiona el huevo con el aceite como si fuera una mayonesa. Se añaden el resto de los ingredientes y una pizca de sal y pimienta; papel sulfurizado.

Para el crujiente de cáñamo:

Se mezclan en un bol todos los ingredientes menos el cáñamo. Se cortan unas hojas de papel sulfurizado en rectángulos. Se unta cada hoja con el preparado. Se esparcen las semillas de cáñamo. Se doran ligeramente en aceite; se escurren bien y se retira el papel.

«Mostaza» de cañamo y vieiras

PRESENTACIÓN:

Se pasan las vieiras por la plancha. Se coloca la vieira en la base del plato con su mojo, la emulsión de cáñamo y las hojas de syrah aliñadas con el aceite de cáñamo. Se baña todo con el aceite de pimentón y se adorna con los crujientes.

Para el mojo de pieles y escamas:
30 g de pan
1 tomate
2 cebolletas
60 g de pieles con escamas de bonito (negras)
200 g de aceite de oliva 0´4
70 g de almendras fritas
20 g de vinagre de Módena
Sal
Azúcar

Para los lomos de bonito:
600 g de bonito (150 g/unidad)
Sal
Jengibre en polvo

Para el aceite de pimienta roja:
10 g de pimienta roja
60 g de aceite de oliva 0´4

Bonito
en hoguera
de escamas

2

PREPARACIÓN:

Para el mojo de pieles y escamas:
Cortar el tomate y pasarlo por la plancha con un poco de aceite. Por otro lado, freír con la mitad del aceite las pieles de bonito hasta que estén crujientes. Escurrirlas bien. Mezclar todos los ingredientes. Triturar y colar. Sazonar.

Para los lomos de bonito:
Cortar el lomo de bonito en rectángulos (2 unidades/persona). Uno de los rectángulos deberá ser algo más grande que el otro. Sazonar, dar punto de jengibre, untar el mojo y pasarlo por la plancha dejando el lomo jugoso.

Para el aceite de pimienta roja:
Frotar bien todos los granos de pimienta entre sí. Recuperar solo las pieles y mezclarlas con el aceite. Reservar.

PRESENTACIÓN:

En el centro del plato colocar los lomos de bonito de pie. A su lado, con la ayuda de un tubo, dibujar unos círculos con el mojo de pieles. Salsear ligeramente sobre los lomos de bonito el aceite de pimienta.

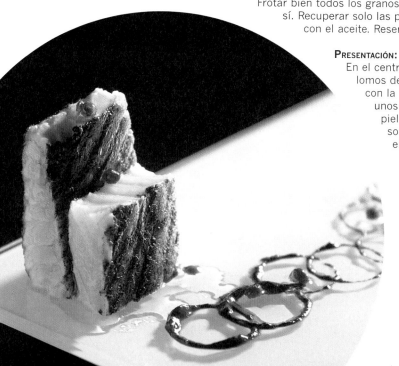

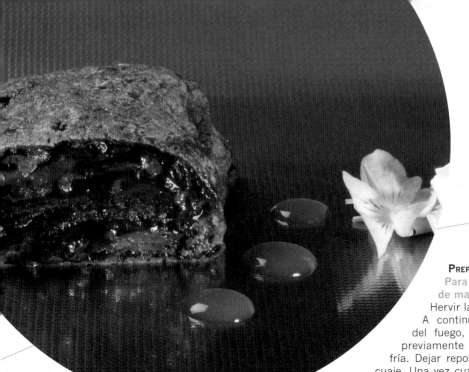

PREPARACIÓN:

Para los fideos de maracuyá:

Hervir la pulpa con el azúcar. A continuación añadir, fuera del fuego, la hoja de gelatina previamente hidratada en agua fría. Dejar reposar al frío hasta que cuaje. Una vez cuajado cortar en gruesos fideos.

Para la tortilla:

Mezclar bien todos los ingredientes en un bol. Hacer una tortilla normal introduciendo en el interior los fideos de maracuyá. Debe quedar jugosa.

Para la lechuga verde:

Licuar la lechuga. Una vez licuada añadir el azúcar y la glucosa. Dejar cocer durante unos minutos dando espesor con una pizca de almidón.

PRESENTACIÓN:

Sobre un plato llano colocar la tortilla bien cuadrada. A su lado la lechuga acompañada por unos pétalos de pensamiento.

INGREDIENTES PARA 4 PERSONAS:

Para los fideos de maracuyá:
50 g de pulpa de maracuyá
10 g de azúcar
1 gelatina (2 g)

Para la tortilla:
1 huevo
25 g de azúcar
25 g de cobertura de chocolate negro 70%
2 g de cacao

Para la lechuga verde:
1 lechuga grande
125 g de azúcar
10 g de miel

Además:
Pensamientos (flores)

Tortilla fea
de chocolate

Martín Berasategui

Es un hombre feliz. Campechano, sencillo, muy trabajador y agradecido (herencia de los padres). Cualquiera diría que es uno de los cocineros más poderosos (7 estrellas Michelin entre su Berasategui de Lasarte 'madre', el de Barcelona y el Abama de Tenerife y los soles Repsol correspondientes), creador de un imperio gastronómico que incluye programas de televisión (Robin Food, con David de Jorge), una veintena de libros, recetas en prensa y el asesoramiento gastronómico en 10 restaurantes de primer nivel, con dos en República Dominicana y un par más en México. Y lo ha conseguido con el oficio que más ama: cocinar.

Hongos y champiñones al horno **1**
Rape a la plancha con salsa de puerros **2**
Piña salteada con salsa de yogur **P**

menú 2

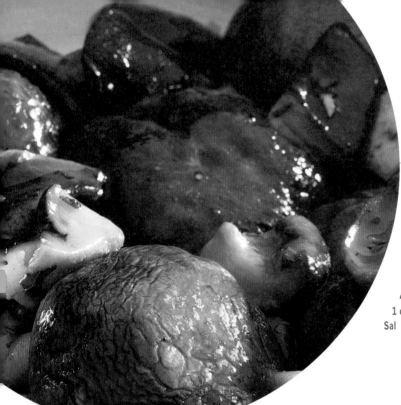

INGREDIENTES PARA **4** PERSONAS:

1/2 kg de hongos frescos *(boletus edulis)*
1/2 kg de champiñones
1 cebolla
4 diente de ajo picados
4 cs de aceite de oliva virgen
1 ct de perejil picado
Sal

PREPARACIÓN:

Se quita la base terrosa de las setas con la ayuda de un cuchillo. Se separan los pies de los sombreros y, con un trapo ligeramente humedecido, se limpian cuidadosamente y se eliminan las partes dañadas. Se lavan en agua fría los champiñones y se secan bien. Se cortan en láminas finas los pies de los hongos y los champiñones. En una cazuela con dos cucharadas de aceite se rehogan, a fuego suave, por espacio de 15 minutos, la cebolla cortada en tiras finas y los ajos picados. Pasado ese tiempo se añaden los pies de los hongos, se saltean ligeramente y se pone a fuego fuerte 5 minutos más. Se colocan los sombreros de los *boletus edulis* en una bandeja de horno junto con los champiñones, se rocían con el resto del aceite y se hornea el conjunto a 200 °C alrededor de 15 minutos. Pasado ese tiempo, se sacan de la bandeja, se colocan los sombreros de las setas sobre la base de los pies salteados, alrededor los champiñones, se espolvorea con perejil picado y ya están listos para servir.

Hongos y champiñones al horno

Rape a la plancha
con salsa de puerros

2

PREPARACIÓN:

Para la salsa de puerros:

Se vierte el aceite en una cazuela y se rehoga a fuego suave la cebolla, el ajo y el puerro bien picados. Pasados 10 minutos, se añade el vino y se deja evaporar el alcohol. A continuación se agregan el agua y la leche y se hierve el conjunto 10 minutos más. Se tritura la mezcla en el vaso de la batidora y se pone esta a máxima potencia. Se coloca la salsa en un cazo y se espolvorea con perejil. Se reserva.

Para el rape:

Se sazonan ligeramente los medallones y se saltean en una sartén antiadherente, a fuego fuerte, con un chorrito de aceite de oliva, hasta que se doren por fuera pero que queden muy jugosos por dentro. Se baja el fuego y se incorpora la salsa de puerros para que el rape se empape de la misma.

PRESENTACIÓN:

Este plato se acompaña de percebes cocidos y unas endivias ligeramente aliñadas con aceite y vinagre.

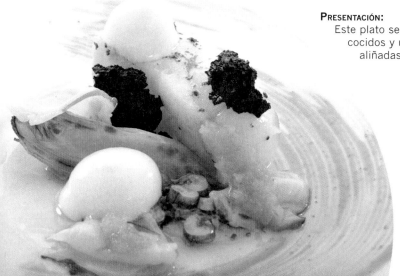

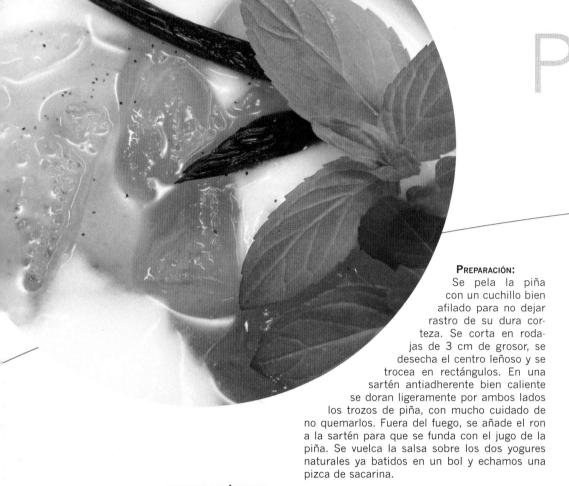

P

PREPARACIÓN:

Se pela la piña con un cuchillo bien afilado para no dejar rastro de su dura corteza. Se corta en rodajas de 3 cm de grosor, se desecha el centro leñoso y se trocea en rectángulos. En una sartén antiadherente bien caliente se doran ligeramente por ambos lados los trozos de piña, con mucho cuidado de no quemarlos. Fuera del fuego, se añade el ron a la sartén para que se funda con el jugo de la piña. Se vuelca la salsa sobre los dos yogures naturales ya batidos en un bol y echamos una pizca de sacarina.

INGREDIENTES PARA **4** PERSONAS:

Una piña madura

1 cs de ron añejo

2 yogures naturales desnatados fríos

Una pizca de sacarina en polvo o líquida

PRESENTACIÓN:

Se cubren 4 platos hondos con el yogur aromatizado con el ron y se colocan encima los trozos calientes de la piña salteada.

Piña salteada con salsa de yogur

Ricard Camarena

A la cocina llegó por azar. Su primera pasión fue la música, la trompeta como instrumento y su vocación culinaria llegó tardía (con 26 años) y sin antecedentes familiares. Sin embargo, Ricard Camarena es uno de los cocineros más prometedores de España y de su tierra valenciana. Dejó el pasado junio la asesoría gastronómica del Ramsés de Madrid. Sus negocios en la ciudad del Turia, con su restaurante gastronómico Ricard Camarena (Una estrella Michelin), en el que se recrea con esos platos de sello y firma; el Canallá Bistró, un gastrobar que repasa las recetas más populares del mundo con su toque personal, el triunfal Central Bar del impresionante Mercado Central de Valencia, donde es un ritual tomar el almuerzo con las raciones del recetario más tradicional de su región que llevan su consolidada e inteligente firma. Su expansión profesional continuó con la inauguración, este año, de Ricard Camarena Lab, en el Mercado de Colón de la misma ciudad, un espacio multidisciplinar y centro neurálgico de talleres de cocina, catas, presentaciones, etc. Camarena vive en estado de gracia profesional, ganando adeptos a diario por su acierto de negocio, con 4 diferentes modelos de restauración y tipos de cocina, unidos por su fidelidad a los productos de la tierra y a los proveedores locales. Una gastronomía aparentemente sencilla que esconde una gran complejidad técnica, llena de contrastes, plagada de sabor y de fuerza, que la convierten en una de las más interesantes de la restauración española.

menú 3

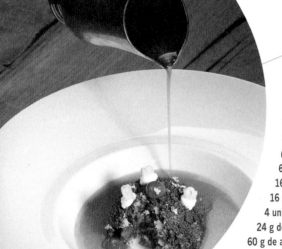

INGREDIENTES PARA 4 PERSONAS:

4 brócolis rellenos
(de tartar de atún)
60 g de yogur de jengibre
16 g de cremoso de Kimchi
16 g de costrones de pan
4 unidades de flor de eneldo
24 g de vinagreta de limón
60 g de agua de tomate asado

Para el tartar de atún:
400 g de tronco de atún
20 g de aceite de Dashi
2 g de glutamato monosódico
4 g de sal de cocina
1 g de pimienta negra

Para el aceite de Dashi:
5 g de Katshobushi (atún seco)
100 g de aceite de girasol refinado

Para el yogur de jengibre:
100 g de yogur desnatado
10 g de jengibre rallado
1 g Gelespessa (xantana)
15 g de aceite de oliva virgen
2 g de sal de cocina

Para el cremoso de Kimchi:
60 g de salsa Kimchi (fermentado
básico de la cocina coreana)
20 g de aceite de oliva virgen
20 g de agua de cortes
4 g de Gelcrem

Para los costrones de pan:
50 g de pan barra gallega

Para la vinagreta de limón:
25 g de aceite de oliva virgen extra
10 g de zumo de limón
1 g de sal de cocina
1 g pimienta negra molida

Para el agua de tomate asado:
500 g de tomate valenciano
5 g de ajo laminado
5 g de jengibre fresco
5 g de Galanga
5 g de tomillo
5 g de romero
1 g sal cocina
5 g de azúcar blanquilla
25 g de Palo Cortado

PREPARACIÓN:
Se pica el atún y se aliña. El yogur, el cremoso de kimchi y la vinagreta siguen el mismo proceso. Se mezclan en cada caso todos los ingredientes y se baten en varilla o pasan por la túrmix. El pan se corta en dados de 1x1 y se mete 20 minutos a 150 °C en el horno.

Para el agua de tomate:
Se corta por la mitad, una pizca de sal y azúcar y se mete en horno mixto a 230 °C 35 minutos. Se agrega al resto de ingredientes en olla express y se cuece 20 minutos. Se machaca todo bien y se escurre en un chino fino. Se escaldan los brócolis, se enfrían con hielo y se escurren. Se cortan con un molde de media esfera, se rellenan con el tartar y se desmoldan.

Brócoli con tartar de atún

PRESENTACIÓN:
En la base del plato se fija el brócoli con un punto de yogur. Se aliña con la vinagreta. Se decora con 4 puntos de cremoso de kimchi, otros 4 de yogur y los costrones de pan. Se vierte el agua de tomate y se decora con flor de eneldo.

INGREDIENTES PARA 4 PERSONAS:

200 g de arroz premarcado:
2 g de pimentón de la Vera
30 g de tomate triturado
25 g de aceite de oliva suave
2 g de sal de cocina
50 g de cebolla dulce
2 g de ñora
2 dientes de ajo
200 g de arroz bomba
9'6 g de aceite de oliva suave
4 o 5 costrones de pan
de barra gallega
200 g de caldo de pollo

200 g de caldo arroz marguerita:
2 g de tomillo
2 g de romero
2 g de emulsionante
pasta «Sosa»
1 g gelespessa (xantana)
25 g de aceite de oliva virgen
200 g de caldo de pollo
30 g de rúcula salvaje picada

Pesto de albahaca Marguerita:
20 g de albahaca en hoja
10 g de aceite
de oliva virgen extra
1 g de sal de cocina
1 g de aceite de chili
½ unidad de gelatina en hojas
1 diente de ajo
0'20 de Gelespessa (xantana)
20 g de polvo de tomate
24 g de queso Almedijar
espolvoreado

Puré de tomate asado:
50 g de tomate seco confitado
15 g de aceite de tomate (bote)
10 g de agua
8 tomates cherry mini
8 g de germinados de rúcula
8 g de limón (en gajos)

Arroz
Marguerita

2

PREPARACIÓN:

Se corta el pan en dados de 1x1 y se mete 20 minutos a 150 °C en el horno. Para el caldo de arroz se infusiona el tomillo y el romero en el caldo de pollo 10 minutos; se cuela y emulsiona con el resto de ingredientes. En cuanto al arroz, se pica la cebolla en juliana y se pocha con un poco de aceite de oliva. Una vez dorada se echa el ajo picado y, dorado, se vierte el pimentón de la Vera, la ñora y el tomate triturado. Se rehoga el arroz y se vierte el caldo hirviendo, dejándolo cocer 7 minutos, hasta que esté en su punto. Se deja enfriar en bandejas frías en la cámara. Para el pesto de albahaca se templa la gelatina con un poco de agua y se mezcla con el resto de ingredientes en la *Thermomix* (o en batidora) hasta que queda una salsa fina. En cuanto al puré de tomate se tritura en la túrmix hasta que resulta una masa homogénea. Se cuela y se conserva en una manga desechable. Al servir, se manteca con el caldo marguerita y el pesto de albahaca.

PRESENTACIÓN:

Se pone el arroz dentro de un aro en la base del plato, se espolvorea con polvo de tomate. Se colocan los tomates cherry en gajos repartidos por la superficie y tres puntos de puré de tomate en los bordes. Se espolvorea con el queso roto, la rúcula, los germinados y los gajos de limón.

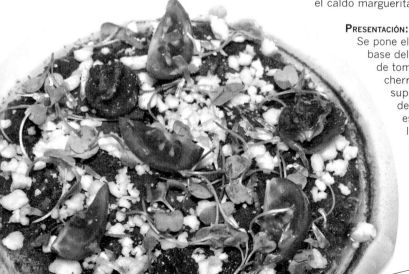

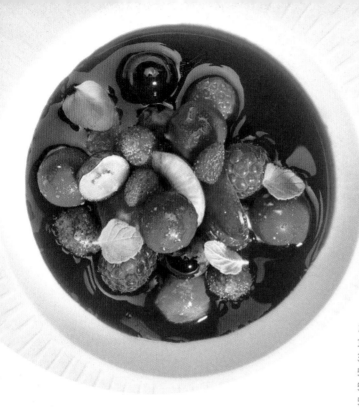

INGREDIENTES PARA **4** PERSONAS:

160 g de infusión de remolacha

6 g de hierbabuena

24 fresitas

16 frambuesas

24 arándanos

28 bolas de fresón

Para la infusión de remolacha:

25 g de vino tinto

25 g de vermouth rojo

1 g de ácido ascórbico

2 g de pimienta rosa en grano

15 g (suelen ser 25) de azúcar blanquilla

3 g de cerezas

5 g de Hibiscus

50 g de pulpa de frambuesa congelada

50 g de remolacha limpia

40 g de ruibarbo

600 g de fresón limpio

Para las bolas de fresón:

300 g de fresón

PREPARACIÓN:

Para la infusión de remolacha se trituran todos los ingredientes en la *Thermomix* o en batidora, se envasan y se congelan. Por otra parte se hacen con un sacabolas de 18 mm bolas de fresa y se reservan. Antes de la presentación se descongela sobre papeles y se recupera el líquido de la infusión de remolacha.

PRESENTACIÓN:

Se ponen las bolas de fresa en la base del plato, encima los arándanos, las frambuesas, las fresitas y unas hojitas de menta chocolatera. Se culmina con la infusión de remolacha en jarra.

Frutos rojos, infusión de remolacha, y pimienta rosa

Ramón Freixa

Criado en el calor y delicioso olor de los obradores (sus abuelos eran panaderos) y con un padre, Josep Maria Freixa, galardonado con la estrella Michelin por El Racó d'en Freixa (Barcelona), Ramón siempre tuvo muy claro que lo suyo era la cocina, no por tradición, sino porque sabía que era la forma en la que podía hacer feliz a la gente. Y ¡vaya si lo consiguió!, pero por méritos propios, haciendo las maletas y partiendo a Madrid, dura plaza que le costó ganar pero que hoy le rinde pleitesía cuando el comensal sale del restaurante Ramón Freixa en el Hotel Único (dos estrellas Michelin y 3 soles Repsol). Atrevimiento, innovación, técnica impecable, conocimiento de la tradición, juegos visuales y gustativos, elegancia y sensatez caracterizan su cocina, con la que pretende provocar y nunca dejar indiferente. Un artista de la comida que ha dejado inmortalizada en una espectacular obra, «Secuencias» (Everest), edición de lujo que resume su filosofía culinaria y vital.

Ravioli de pimiento y queso fresco con regaliz **1**
Arroz *socarrat* con setas y acederas silvestres **2**
Citric: mandarina, limón y ruibarbo **P**

menú 4

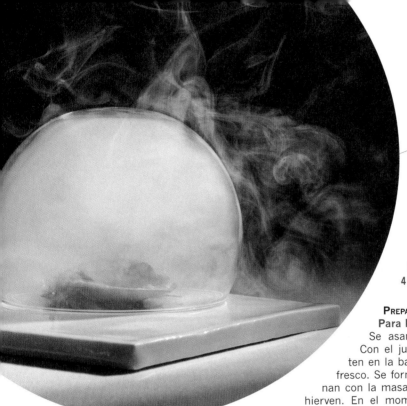

INGREDIENTES PARA **4** PERSONAS:

200 g de pasta fresca
de pimiento del piquillo
100 g de queso fresco
200 g de pimientos morrones
2 g de extracto de regaliz
300 g de berenjena
Harina de tempura
4 filetes de sardina ligeramente ahumada

PREPARACIÓN:
Para los raviolis:
Se asan y pelan los pimientos. Con el jugo de los mismos se baten en la batidora junto con el queso fresco. Se forman los raviolis y se rellenan con la masa de pimiento y queso. Se hierven. En el momento de servir se pasan ligeramente por una sartén para que queden un poco crujientes y, con la ayuda de un pincel, se dan unos toques del extracto de regaliz.

Para la berenjena:
Se pelan y se cortan en láminas finas con la ayuda de una mandolina. Se prepara la tempura con su harina y agua. Se rebozan y fríen hasta que queden bien crujientes.

PRESENTACIÓN:
En un plato se colocan los raviolis y, sobre estos, los filetes de sardina y las láminas de berenjena. Con la ayuda de una pipa de humo los ahumamos ligeramente.

Ravioli de pimiento y queso fresco con regaliz; berenjena crec crec; toques ligeramente ahumados

INGREDIENTES PARA 4 PERSONAS:

180 g de arroz bomba
2 cebollas
1 tomate
1 diente de ajo
1 hoja de laurel
1 l de caldo de pollo asado
10 g de boletos secos
100 g de setas de temporada:
níscalos, boletos, rebozuelos,...
1 manojo de acederas silvestres
Aceite de oliva

Arroz *socarrat* con setas
y acederas silvestres

2

PREPARACIÓN:

Para el arroz:

Se hace un sofrito con la cebolla, el tomate y el ajo bien picado, hasta que quede el conjunto bien pochado. En una cazuela se pone el arroz con el sofrito, mojamos con el caldo de pollo y lo sacamos del fuego a 5 minutos de terminar. En una sartén se pone un poco de arroz, que debe quedar como una lámina fina, y se dora por un lado.

Para las setas:

Se limpian y trocean bien y se saltean en una sartén con un poco de aceite de oliva.

PRESENTACIÓN:

En el plato colocamos la lámina de arroz, sobre esta, bien esparcidas, las setas, un golpe de horno y se finaliza con las hojas de acedera.

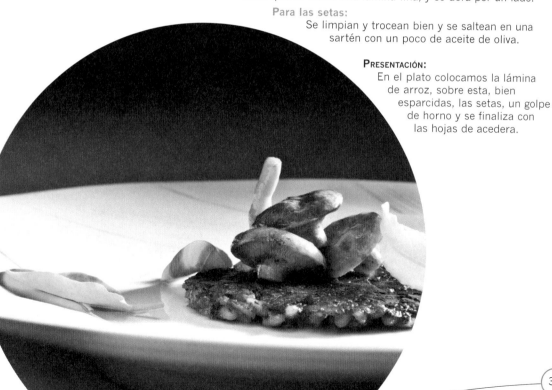

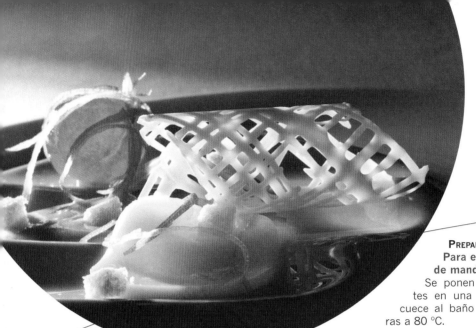

P

PREPARACIÓN:

**Para el semi confitado
de mandarina al campari:**

Se ponen todos los ingredientes en una bolsa de vacío y se cuece al baño María durante 4 horas a 80 °C.

Para el granizado de limón y miel:

Se mezclan todos los ingredientes y se colocan en un recipiente dentro del congelador, hasta que quede granizado.

Para la compota de ruibarbo al horno:

En una bandeja de horno se coloca el ruibarbo y las manzanas, todo previamente pelado y cortado. Sobre el conjunto se ralla la piel del limón y de la naranja. Se asa en el horno a 180º por espacio de 20 minutos.

Una vez horneado se tritura con la batidora.

PRESENTACIÓN:

Se monta el plato de una forma lineal y se decora con unas virutas de chocolate.

INGREDIENTES PARA **4** PERSONAS:

Para el semi confitado de mandarina al campari:
5 mandarinas
50 ml de Campari
25 g de azúcar (normalmente son 50)
10 cl de aceite de oliva

Para el granizado de limón y miel:
500 ml de zumo de limón
100 ml de agua
100 g de miel de romero (normalmente son 150)
Flores de romero

Para la compota de ruibarbo al horno:
600 g de ruibarbo
1 piel de naranja
1 piel de limón
2 manzanas
60 g de nueces
Virutas de chocolate

Citric:
mandarina,
limón,
y ruibarbo

Juanjo López

Dejó la dirección de una compañía de seguros, se quitó la corbata y se colocó el mandil para continuar con el negocio del padre tras su fallecimiento, una casa de comidas en la calle Ballesta con platos muy tradicionales como los míticos callos, todavía hoy un gran reclamo. Educado entre fogones, libros y viajes que aprovechaba para explorar otros mundos gastronómicos, Juanjo López Bedmar y Mercedes Romero –socia y pareja de entonces– consiguieron que las 8 mesas de La Tasquita de Enfrente se convirtieran en 'santo y seña' de la mejor culinaria madrileña. Su obsesión: tener los mejores proveedores que le garantizan el producto con mayúsculas. Lo que recibe en el día es lo que prepara y canta al comensal para luego meterse en faena porque su máxima es que cada plato que sale a la mesa sea único y excepcional. Y lo consigue por esa sabiduría culinaria que solo tienen unos pocos privilegiados. Ahora celebra su 50 aniversario con un menú a 50€ que incluye algunas de sus creaciones históricas. Morcilla de calabaza, Ensaladilla con huevas de trucha, Níscalos con butifarra blanca, Raya a la mantequilla negra (en honor a la Gastroteca de Stephane y Arturo), las Carrilleras con puré y el Macaron con torrija, amén de una de las cartas de vinos más seductoras del Foro.

Espárragos con ortiguillas de mar **1**

Pulpo con chorizo y tomate de la huerta **2**

Panna cota con fresitas de Aranjuez **P**

menú 5

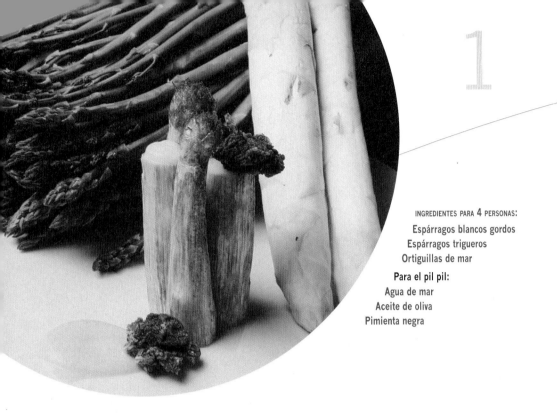

INGREDIENTES PARA **4 PERSONAS:**
Espárragos blancos gordos
Espárragos trigueros
Ortiguillas de mar

Para el pil pil:
Agua de mar
Aceite de oliva
Pimienta negra

PREPARACIÓN:

Se cogen los espárragos blancos y se pasan por una vaporera alrededor de 10 minutos. Los trigueros siguen el mismo proceso pero la mitad de tiempo. A continuación se fríen en aceite de oliva, dejando que estén 'al dente'. Las ortiguillas (anémona de mar común) y de intenso sabor a yodo y a algas, de textura mórbida, parecida a la de los sesos, se enharinan y se fríen unos segundos, los justos para que queden muy jugosas. Se prepara el pil pil con aceite de oliva, dos ortiguillas crudas, el agua de mar previamente caliente, la pimienta y –en este caso– se evita la sal dado que el agua marina y la propia anémona ya la tienen, hasta conseguir la textura deseada, impregnando bien los espárragos.

Espárragos con ortiguillas de mar

PRESENTACIÓN:

Se colocan los espárragos blancos en forma de tronco; los trigueros a ambos lados y las ortiguillas alrededor con la base del pil pil. Un plato para servir en el momento.

8 patas de pulpo
2 chorizos
4 tomates de la huerta
Pimienta

Pulpo con *chorizo
y tomate
de la huerta

2

PREPARACIÓN:

Se separan las patas del cuerpo del pulpo (o ya se adquieren por separado). Se cuecen por espacio de 7 minutos. Se retiran, se secan y se dejan reposar. El chorizo se corta en trocitos muy pequeños y se sofríe en una sartén. Se añade el pulpo, cortado previamente en rodajas gruesas y, cuando está doradito se incorpora el tomate, previamente lavado y cortado en dados. Se saltea el conjunto alrededor de 3 minutos, se pone una pizca de pimienta, se mantiene unos segundos más al fuego para que se impregnen todos los sabores y ya está el guiso listo para servir.

(*) El chorizo no es un alimento recomendado si se tiene la patología cardiovascular, pero en pequeñas cantidades y en grandes ocasiones se puede consumir sin riesgo alguno.

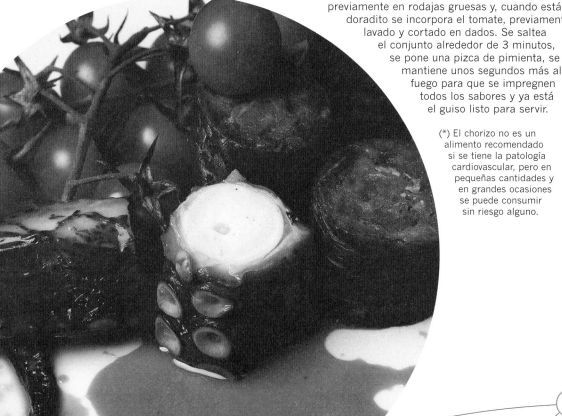

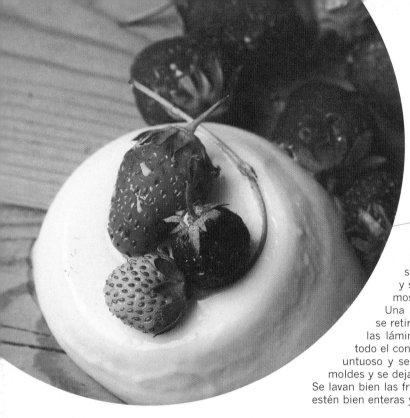

PREPARACIÓN:

Se caliente la nata a fuego suave y, sin dejar que hierva y siempre removiendo, añadimos la pizca de sal y el azúcar. Una vez caliente y sin grumos, se retira del fuego y se incorporan las láminas de gelatina. Se mezcla todo el conjunto hasta que quede bien untuoso y se deja enfriar. Se coloca en moldes y se deja reposar durante 13 horas. Se lavan bien las fresitas y se escogen las que estén bien enteras y de excelente presencia.

PRESENTACIÓN:

Se coloca en un bol de porcelana o plato hondo la panna cota con miel natural por encima y alrededor las fresitas de Aranjuez.

(*) Al llevar nata semidesnatada y cocida y miel natural es un postre apto para disfrutarlo una o dos veces al mes.

INGREDIENTES PARA 4 PERSONAS:
2 l de nata semidesnatada
100 g de azúcar
6 láminas de gelatina
Una pizca de sal
Fresitas de Aranjuez
Miel natural

*Panna cota
con fresitas
de Aranjuez

Nacho Manzano

Subyugado por la forma de cocinar de sus padres, Marcial y Olga, propietarios de Casa Marcial, Nacho Manzano siempre tuvo claro que esa era su profesión. Ubicado en un edificio centenario abierto por su bisabuela en la aldea de La Salgar, un enclave montañoso entre Arriondas y Ribadesella, el joven chef cogió las riendas del negocio en 1993. Media docena de mesas en la planta baja y otras tantas en el viejo pajar, con sus paredes de piedra vista y sus techos de pizarra, ambiente ideal para platos de raíces profundas a los que Nacho fue dándoles su toque personal, su firma de autor más evolucionada e imaginativa. Y fue esa fusión entre ambos conceptos, donde la materia prima adquiere el máximo protagonismo, lo que le valió conseguir su primera estrella Michelin y actualmente ya ostenta la segunda (único biestrellado en Asturias). Con su hermana Esther abrió en 2004 en Gijón el restaurante La Salgar y actualmente Manzano asesora con éxito la cadena Ibérica, que cuenta con tres restaurantes en Londres, tiene su propia compañía de catering, pero tiene claro que el 90% de su tiempo lo dedica a seguir evolucionando en el buque insignia de la gastronomía astur que es Casa Marcial, el lugar que le ofrece la inspiración para crear unos platos fieles al producto, anclados en la tradición pero con los guiños propios de un genio que sabe que, cuando arriesga en sus originales combinaciones, siempre acierta.

Verduras blancas en «papillote» **1**
Fabes con almejas y esencia de gallina **2**
Bolitas de manzana afuega'l pitu **P**

menú 6

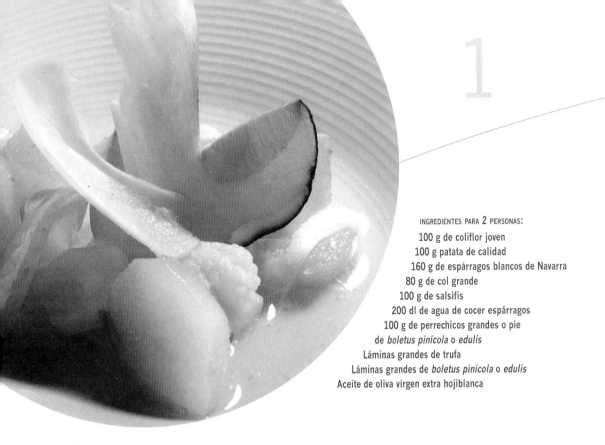

INGREDIENTES PARA 2 PERSONAS:

100 g de coliflor joven
100 g patata de calidad
160 g de espárragos blancos de Navarra
80 g de col grande
100 g de salsifis
200 dl de agua de cocer espárragos
100 g de perrechicos grandes o pie
de *boletus pinícola* o *edulis*
Láminas grandes de trufa
Láminas grandes de *boletus pinícola* o *edulis*
Aceite de oliva virgen extra hojiblanca

PREPARACIÓN:

Se parten todas las verduras de igual tamaño o similar. Se hacen 4 paquetes con igual cantidad de verduras, se salan lo mínimo y se agrega el agua de los espárragos (50 g aproximadamente) y una cucharada sopera de aceite de oliva virgen. Se reserva el boletus y la trufa. Los paquetes pueden ser de film especial o bolsa de vacío. Se cierran bien y se cuecen en el horno de vapor a 85 °C durante 25 minutos.

Verduras
blancas
en «papillote»

PRESENTACIÓN:

Se sacan de la bolsa las porciones de verduras y en un plato se colocan estéticas y se colocan por encima las láminas de boletus y de trufas.

INGREDIENTES PARA 4 PERSONAS:

Almejas muy frescas en crudo

500 g de fabes verdes
(sin curación) de la
granja de Asturias

1/2 cebolla blanca

1 diente de ajo

1 hoja de laurel

1/2 pimiento italiano

1 sobre de azafrán

1 l de agua mineral natural

Una pizca de sal

Para el aceite de perejil:

150 g de perejil

1/2 dl de aceite de girasol

1 diente de ajo

1/2 guindilla seca

Para el jugo de gallina:

1 gallina

2 puerros

1 cebolla

2 zanahorias

100 ml de Jerez seco

0'8 de agar agar

1'5 colas de pescado

8 l agua mineral natural

Fabes
con almejas
y esencia
de gallina

2.

PREPARACIÓN:

Se cuecen las fabes (habas) con la cebolla, el ajo, el laurel, el pimiento y un punto de sal. Cuando rompe a hervir se desespuma y se cuece a fuego mínimo con un poco de azafrán hasta que la fabe esté tierna. En *Thermomix* o batidora vertemos los ingredientes del aceite de perejil y se trituran hasta conseguir emulsionarlos. Se cuece la gallina a fuego lento con las verduras 4 horas. Se cuela, se añade el jerez y a fuego lento dos horas más. Se filtra el jugo por estameña. Desengrasado y frío se disuelven 300 g en agar agar. Cuando rompe a hervir se echan las colas de pescado y se retira del fuego. El jugo se extiende en una placa para que se cuaje y se consiga una lámina de gelatina (2 mm de grosor).

PRESENTACIÓN:

En un plato hondo se colocan nueve fabes escurridas y sobre estas 3 almejas crudas. Con un cortapasas de 10 cm se hace una circunferencia en la gelatina de jugo de gallina y se cubren las fabes y las almejas, dándoles calor para atemperar el agar agar. Se dibuja un cordón de aceite de perejil alrededor y se coloca el espárrago en láminas previo paso por la sartén, la yema de huevo cocida y rallada y unas hebras de azafrán. El caldo se sirve en jarra aparte.

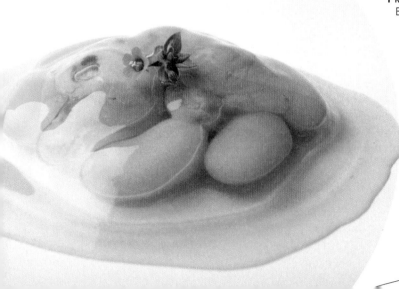

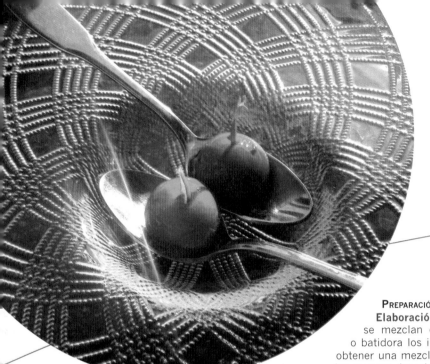

PREPARACIÓN:

Elaboración de las bolitas:

se mezclan en la *Thermomix* o batidora los ingredientes hasta obtener una mezcla lisa y escudillar en las mangas desechables. Se rellenan los moldes de medias esferas, se unen ambas mitades para formar las bolitas y se congelan.

Elaboración del baño de manzana:

se hierve el zumo, se agrega el colorante y la gelatina. Se varilla y, desaparecidos los grumos, se deja que enfríe. Cuando esté tibio, se bañan las manzanitas mediante una inmersión.

INGREDIENTES PARA **50** BOLITAS:

313 g de queso Afuega'l Pitu
213 g de compota de manzana

Para el baño de manzana:
1 l de zumo de manzana
50 g gelatina vegetal
Colorante verde

Materiales:
Thermomix o batidora
Molde de medias esferas
Manga para hacer bolas

Bolitas de manzana afuega'l pitu

Francis Paniego

Toda una vida al olor de los guisos de la abuela y de la madre en un paraje idílico como es Ezcaray (La Rioja) y su referente gastronómico: el hotel-restaurante Echaurren. Francis Paniego no lo tenía fácil, a pesar de ser la cocina su verdadera pasión. Marisa Sánchez, la matriarca, elevó a los altares la culinaria riojana e hispana, consiguiendo hace 27 años el Premio Nacional de Gastronomía. El tránsito hacia la culinaria del siglo XXI (siempre con el referente de su hermano Luis, primogénito que falleció y que estaba destinado a ser el sucesor de la saga) lo hizo Francis con su hermano José Félix (sala y bodega) poco a poco, en una constante evolución, muy inteligente, manteniendo las raíces tradicionales y descubriendo al comensal su propia identidad culinaria. Se reinventó en 2001 bajo el lema Tradición y modernidad para crear El Portal de Echaurren, que aúna la cocina de Marisa y la de vanguardia, de autor, de Francis, con la que ya tiene su segunda estrella Michelin y el Premio Nacional de Gastronomía en 2012. Y Francis descargó de su mochila la carga del temor y la inseguridad para cargarla de optimismo y nuevos proyectos. Porque el universo Echaurren cuenta también con el 'bistró' El Comilón, llega hasta Logroño con su restaurante Ton de Luna y asesora 'con presencia' la cocina de las emblemáticas Bodegas Marqués de Riscal. Y siempre con la humildad y la honestidad que caracteriza a la saga Paniego.

Trucha, el pez de río que soñaba con el mar **1**

¿Chuletillas a la brasa? **2**

Fresas, pan y queso **P**

menú 7

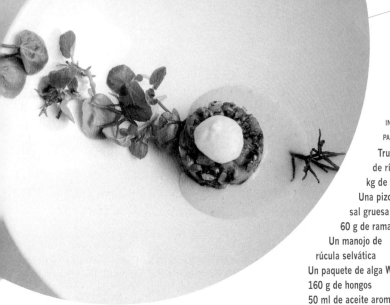

INGREDIENTES

PARA 4 PERSONAS:

Trucha grande
de río de 1'5
kg de vivero
Una pizca de
sal gruesa
60 g de ramallo de mar
Un manojo de
rúcula selvática
Un paquete de alga Wakame
160 g de hongos
50 ml de aceite aromatizado
con pino fresco
Una pizca de azúcar
Berros

Para la mahonesa de aguacate:

Mahonesa Krafft
100 g de Aguacate congelado
5 g de alga Wakame

Para la Sopa de Yogur:

350 g de pepino
175 de yogur natural
semidesnatado
5 g de menta fresca
5 ml de vinagre Forum
Xantana

PREPARACIÓN:

Para la trucha:

Se limpia bien la trucha, le quitamos todas las espinas, la piel y la curamos en una mezcla de 80% a 20% de sal y azúcar durante, al menos, 2 horas. Pasado ese tiempo, se limpian bien los lomos para que no quede ningún resto de sal ni de azúcar.

Su tartar:

Picamos la trucha indicada en una *brunoise* fina y reservamos. Se cuece a vapor 2 minutos el alga Ramallo de mar. Se hace una infusión de aceite y hojas de pino fresco y con el mismo salteamos los hongos en *brunoise* y el resto lo reservamos para aliñar el tartar una vez esté frío. Se pica la rúcula a modo de perejil, se mezclan todos los ingredientes y aliñamos con aceite de pino. Se aliñan los berros con ese aceite y un poco de vinagre Forum.

Su sopa:

Se lavan los pepinos, pelan y reservan. Se extrae su pulpa y se guarda para la sopa y su carne para el final. Se mezcla el yogur con la piel, su pulpa, las hojas de menta fresca y la xantana (para espesar, si fuera necesario). Se aliña con aceite de oliva virgen extra, vinagre forun y una pizca de sal. Se pasa por la túrmix.

Mahonesa de aguacate:

Se descongela el aguacate, se corta. Se mezcla en la túrmix con el alga Wakame y un poco de mahonesa.

Trucha, el pez de río que soñaba con el mar

PRESENTACIÓN:

Se monta una *quenelle* de tartar de trucha. En uno de los extremos del plato se pone una gota gordita de mahonesa de aguacate y encima se montan los berros aliñados. Se llena el fondo del plato con la sopa de yogur.

(*) *Brunoise:* Cortar en dados pequeños y del mismo tamaño
(*) *Quenelle:* Término de origen francés que define la forma que se le da a ciertas elaboraciones, como una especie de albóndiga o croqueta.

INGREDIENTES PARA 4 PERSONAS:

Para mini chuletillas:

2 kg chuletillas de conejo
100 ml aceite oliva
virgen extra
Una pizca sal gris
de Gerandais

Para las piedras de carbón:

1 kg mantequilla
25 g azúcar moreno
50 g almendra en polvo
90 g harina blanca de trigo
175 g pimiento
de asar entreverado
1 g de polvo ahumado
de sosa
1 bolsa de tinta
de calamar

Para el jugo de conejo:

10 ml aceite de oliva
150 g cebolla
3 dientes de ajo
500 ml vino blanco
100 ml fondo de carne
750 ml agua
0,1 g sal fina

Para la ceniza:

100 ml clara de huevo
pasteurizada
1 bolsa de tinta
de calamar
100 g azúcar

¿Chuletillas a la brasa?

Se marcan las chuletillas en una sartén con una gota de aceite de oliva virgen extra. Se reservan.

Para la piedra de carbón:

Se asan los pimientos, se retiran las pepitas y la piel tostada (que guardamos para darle mayor sabor al carbón). Se trituran en batidora o *Thermomix* los pimientos. Se tamiza luego con un chino fino. Se atempera la mantequilla. Si es en *Thermomix* en modo amasado; en batidora, se mezclan el resto de los ingredientes (harina, azúcar moreno, polvo de almendra, tinta de calamar, el puré de pimiento rojo y el polvo ahumado de sosa –para el humo–). Una vez amasado se extiende en una *Silpat* (lámina de silicona) y se hornea a 160º 1/2 hora hasta que la mezcla esté seca. Si no se tuviera Silpat en hace en la bandeja de horno. Después se romperá en trozos simulando formas de roca.

Para el jugo de conejo:

Se rehoga la cebolla y los ajos picados en aceite; se moja con el vino blanco, se añade el fondo de carne y se reduce. Se cuela la mezcla por un chino.

Para la ceniza:

Se montan las claras al baño María con la tinta del calamar y la pizca de azúcar. Se coloca en una manga y se extiende sobre un papel de horno. Se hornea a 90º cerca de 1 hora, hasta que el merengue esté seco.

PRESENTACIÓN:

En el fondo del plato se vierte el jugo de conejo; encima se colocan las piedrecitas de carbón con la ceniza de merengue seco y sobre estas las chuletillas de cordero marcadas en la sartén.

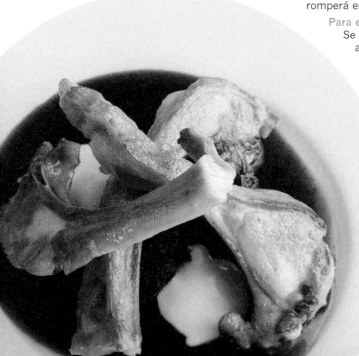

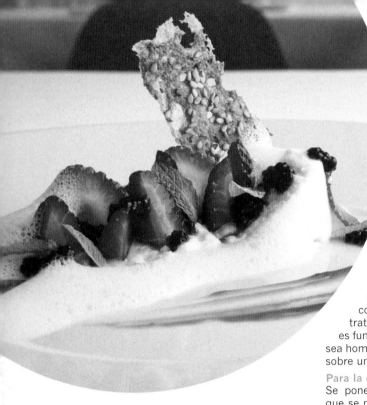

PREPARACIÓN:

Para el semifrío de queso:

Se cuecen los quesos con la leche y el azúcar, al fuego o en la *Thermomix*. Una vez diluido, se cuela, atempera y se añade la gelatina. Se mezcla la nata montada con parte del azúcar y las claras con el resto de azúcar que nos queda. Se trata de hacer un típico *bavaroise*, por lo que es fundamental que la temperatura de la mezcla sea homogénea. Se enfría y se vierte con la manga sobre unos moldes de acetato y se congela.

Para la crema de arroz con leche:

Se ponen a cocer todos los ingredientes hasta que se pase el arroz. Se retira la rama de canela, se pasa por batidora o tritura en *Thermomix*. Se cuela y reserva.

Para las fresas:

Se lavan bien y se cortan en cuartos. Se envasan al vacío con la mezcla del jarabe y del zumo y un poco de pimienta negra molida.

Para la lámina de pan:

Se hace una teja, cortando el pan en máquina cortadora de jamón. Las estiramos sobre un *Silpat* (lámina de silicona), que se unta con huevo batido mezclado con el aceite.

PRESENTACIÓN:

En un plato sopero se coloca el semifrío de queso; alrededor la salsa de arroz y en el borde de la salsa un cordón de tofe, las fresas junto al semifrío, un poco de caviar de vinagre encima y la lámina de pan como complemento decorativo.

(*) Es un postre de consumo moderado.
(*) Bavaroise: Crema bávara.

INGREDIENTES PARA **4** PERSONAS:

Para el semi-frío de queso:

400 ml de leche semidesnatada
400 g de queso
philadelphia (% calorías)
150 g de queso
Idiazábal ahumado
25 g de azúcar
5 unidades de gelatina
en láminas
500 ml de nata
25 g de azúcar
25 ml de clara
de huevo pasteurizada

**Para la crema de
arroz con leche:**

100 g de azúcar
1 l de leche entera
100 g de arroz SOS

1 unidad de canela en rama
1 trozo de piel de limón

Para las fresas:

400 g de fresas
150 ml de zumo
de naranja natural
Jarabe neutro
(50% agua/50% azúcar)
1 g de pimienta negra molida

Para la lámina de pan:

Láminas de pan
de chapata (0'25 unidad)
50 ml de aceite
de oliva virgen extra
Huevo batido

*Fresas,
pan y queso

Toño Pérez

En la imagen aparece Toño Pérez, el maestro en los fogones, pero Atrio es la consecuencia de dos almas creativas, sensibles y audaces. Falta la figura de José Antonio Polo, en la sala y con una de las bodegas más interesantes del panorama europeo. Con un esfuerzo desmesurado y un amor sin límites hacia Cáceres, consiguieron su sueño de trasladarse al casco antiguo, un edificio emblemático convertido en Relais & Chateaux gracias a los arquitectos Emilio Tuñón Álvarez y Luis Moreno Mansilla. Todo en armonía; todo sobresaliente, cuidado al límite y con la gastronomía cacereña por bandera. Con 3 soles Repsol y 2 estrellas Michelin, Atrio es la combinación perfecta de tradición y modernidad.

Gazpacho de poleo o verde **1**
Lomo de retinto con brotes y aceite de avellanas **2**
Sopa de frutas de la Vera con nieve de moscatel **P**

menú 8

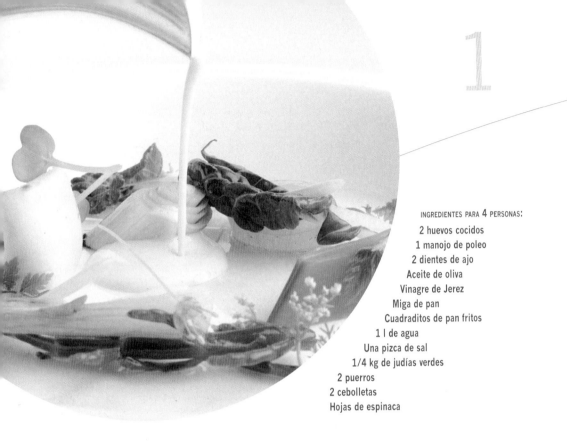

INGREDIENTES PARA **4** PERSONAS:

2 huevos cocidos
1 manojo de poleo
2 dientes de ajo
Aceite de oliva
Vinagre de Jerez
Miga de pan
Cuadraditos de pan fritos
1 l de agua
Una pizca de sal
1/4 kg de judías verdes
2 puerros
2 cebolletas
Hojas de espinaca

PREPARACIÓN:

En un mortero se majan los ajos y el poleo con una pizca de sal. Se echa en el vaso de la batidora y se va añadiendo poco a poco el aceite hasta que adquiera densidad y, a continuación, las yemas de huevo y la miga de pan. Se bate muy bien, se vierte un poco de vinagre de Jerez y de agua hasta conseguir una emulsión perfecta y se deja enfriar. Se hierven 'al dente' las verduritas y se saltean ligeramente.

Chazpacho de poleo o verde

PRESENTACIÓN:

En el plato se colocan las verduritas (puerro, judía verde, cebolleta, espinaca), se vierte el gazpacho y se decora finalmente con las claras de huevo cortaditas y los picatostes (cuadraditos de pan fritos).

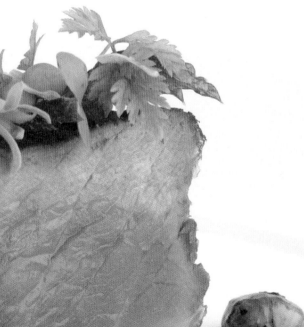

Lomo de retinto con brotes y aceite de avellanas

2

INGREDIENTES PARA 4 PERSONAS:

2 kg de lomo bajo

Para el aceite de avellanas:

50 cl de aceite de oliva virgen extra
(variedad manzanilla cacereña)
200 g de avellanas frescas

Para el jugo de carne:

Los recortes del lomo bajo
Un hueso de caña
500 g de costilla de ternera
2 zanahorias
2 cebollas
1 puerro
50 cl de vino oloroso seco
6 dientes de ajo
Sal, pimienta, estragón

Para la ensalada de brotes tiernos:

4 mini acelgas rojas, perifollo, eneldo,
albahaca, flores de tagete, pensamientos,
flores de zanahoria silvestre, sal Maldon

PREPARACIÓN:

Se aplastan las avellanas y se añade el aceite de oliva para que maceren durante una semana. Se retira el exceso de grasa del lomo, tallándolo para darle un bonito aspecto y reservando los recortes para el jugo del asado, que se rehogarán junto con las verduras, los ajos, el hueso de caña y la costilla de ternera. Se disponen en una placa y se introducen en el horno a 200 °C hasta que se doren y se riegan con el vino oloroso. Se recogen los jugos y se desgrasa. Se agrega el estragón finamente picado. Reducir y rectificar el punto de sal (mínimo) y pimienta. En una plancha bien caliente se dora el lomo de vaca previamente untado con aceite de avellana y sazonado con una pizca de sal y pimienta. 3 minutos por cada lado y se deja reposar cerca de 20 minutos en el horno a 70 °C para que la carne se rehidrate y absorba los jugos. Por último, se lavan y secan los brotes tiernos.

PRESENTACIÓN:

Se divide la carne en 4 trozos. Se traza un cordón de jugo de carne reducido con estragón y otro de aceite de avellanas sobre los platos. En el momento de servir se coloca la ensalada con aceite de avellana y se presenta con la carne de una forma armónica.

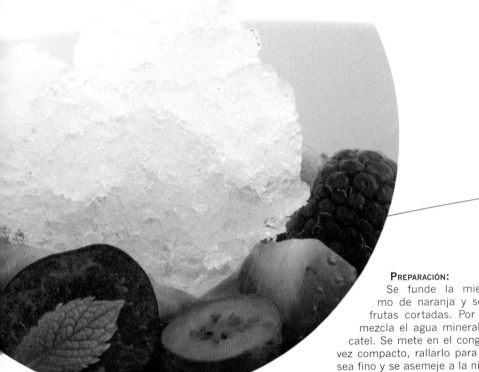

PREPARACIÓN:

Se funde la miel en el zumo de naranja y se añaden las frutas cortadas. Por otro lado se mezcla el agua mineral con el moscatel. Se mete en el congelador y, una vez compacto, rallarlo para que el grano sea fino y se asemeje a la nieve.

PRESENTACIÓN:

Se colocan las frutas en un plato sopero, se vierte el zumo de naranja y se incorpora la nieve de moscatel, de modo que quede estético y que luzca el cromatismo de las frutas.

INGREDIENTES PARA **4** PERSONAS:

Para la sopa de frutas:
200 cl de zumo de naranja
100 g de miel de romero
Surtido de frutas de la Vera (cerezas, frambuesas,...)

Para la nieve de moscatel:
75 cl de moscatel
50 cl de agua mineral

Sopa de frutas
de la Vera
con nieve de moscatel

Fina Puigdevall

En la masía de Olot (Girona) en la que nació, y cuyos orígenes se remontan al siglo XVI, Fina Puigdevall oficia en el restaurante Les Cols, desde hace más de dos décadas, una verdadera revolución gastronómica. Es la revolución del silencio y el equilibrio, de la armonía entre el plato y el entorno del restaurante, de la calma y la austeridad, que la ha llevado hasta las más altas cotas de la restauración catalana, con dos estrellas Michelin como reconocimiento internacional a su propuesta, junto con multitud de premios nacionales e internacionales. Todo gracias a una cocina estrechamente apegada a la tierra, necesaria y sostenible, que se sustenta en los pliegues de su memoria gastronómica y en la que los distintos productos parecen aportarnos, desde su sobriedad, sensaciones poéticas.

Como dice Fina, «todo este entorno ha hecho posible una cocina de la estacionalidad y del paisaje rural de La Garrotxa, sobria y esencial, austera y humilde, pero también intuitiva, íntima y auténtica. Una cocina que es el reflejo de nuestra manera de ser y en la que conviven, con equilibrio, la tradición, la creatividad y la buena selección del producto. Al menos, eso intentamos». La cocina del equilibrio y la sobriedad de Fina Puigdevall en Olot a partir de los singulares productos de La Garrotxa, sus grandes joyas.

Cebolla dulce del volcán croscat **1**

Patatas guisadas **2**

Fresas con sorbete de fresas **P**

menú 9

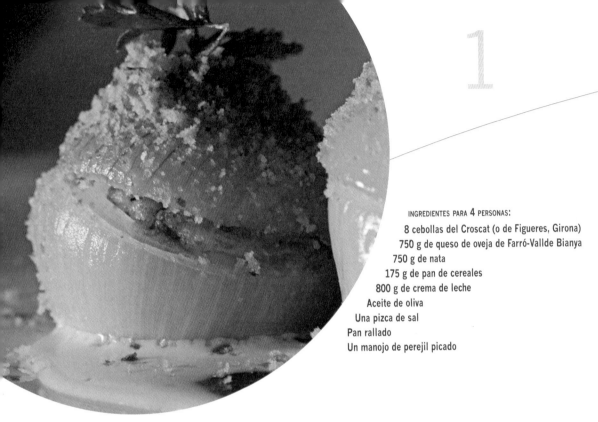

INGREDIENTES PARA **4** PERSONAS:

8 cebollas del Croscat (o de Figueres, Girona)
750 g de queso de oveja de Farró-Vallde Bianya
750 g de nata
175 g de pan de cereales
800 g de crema de leche
Aceite de oliva
Una pizca de sal
Pan rallado
Un manojo de perejil picado

PREPARACIÓN:

La Cebolla:

Se pelan las cebollas, se envasan al vacío con una punta de sal y aceite y se hacen al vapor a 90 °C durante 45 minutos. Se enfrían con agua y hielo. Se corta la parte superior de las cebollas, dejando las dos primeras capas y se vacían.

Relleno de queso:

Se corta el pan de cereales y se tuesta. Se calienta y tritura en la *Thermomix* el queso, la nata y el pan tostado. En caso de no tener *Thermomix*, en un cazo antiadherente se diluye bien el queso con la nata y se vierte en el vaso de la batidora incluyendo el pan tostado hasta conseguir una masa homogénea. A continuación se introduce en una manga para poder rellenar fácilmente las cebollas.

La salsa:

Se hierve la crema de leche junto con los corazones de las cebollas que se habían reservado hasta que reduzca el conjunto.

Cebolla dulce del volcán croscat

Rellena de queso de oveja de Farró y pan de cereales

PRESENTACIÓN:

Se rellenan las cebollas con la pasta de queso. Se cubren ligeramente con pan rallado y se hornean durante 5 minutos. En el emplatado se espolvorean con un poco de perejil.

400 g de patata Buffet de la Vall d'en Bas
1 diente de ajo
4 hojas de eucalipto
2 dl de aceite de girasol
1/4 l de agua
1/2 l de fondo oscuro de pollo
10 g de pimentón dulce
100 g de almidón amaranta pueraria
Una pizca de sal Maldon

Patatas
guisadas

2

PREPARACIÓN:

Se pelan las patatas y se cuecen a modo de
patatas estofadas, con el agua, el fondo de pollo
y el pimentón dulce. Una vez cocidas se pasan
por la *Thermomix* a fin de obtener una fina crema
de patata. En caso de no tenerla se haría con la
batidora, con un poquito del caldo de la cocción.
Se saltea muy ligeramente. El resto del fondo se
termina de reducir y se cuela con una estameña.
Se calienta la crema de patata añadiendo el almidón
amaranta pueraria diluido en 1 dl de agua fría. Se
trabaja la mezcla a fuego suave durante 1/2 hora
hasta conseguir una masa semi-transparente. Se
reservan en frío en moldes de 1 y ½ cm de alto.
Se enfría la masa y se cortan las porciones
de patata (simulando la patata guisada).
Se calienta en el horno de vapor a
85 °C durante 15 minutos. Se
enfría con agua y hielo. Se pela
el diente de ajo, se filetea
y se fríe hasta obtener
una textura crujiente. Se
infusiona el eucaliptus en
el aceite. Finalmente, se
calientan las porciones
de patata en la salsa.

PRESENTACIÓN:

Se colocan en el
plato las porciones
de patata en la
salsa, se decora
con el ajo frito y se
vierte por encima el
aceite de eucaliptus.
Se culmina con una
pizca de sal Maldon.

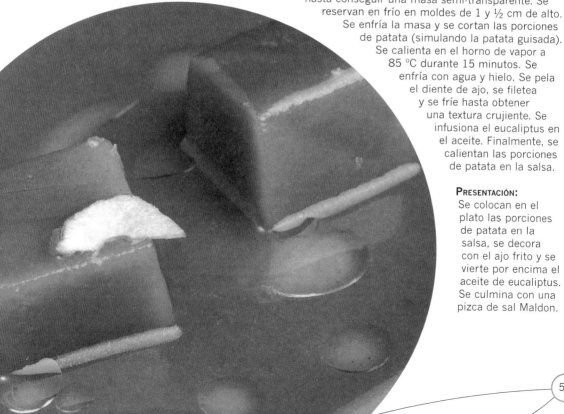

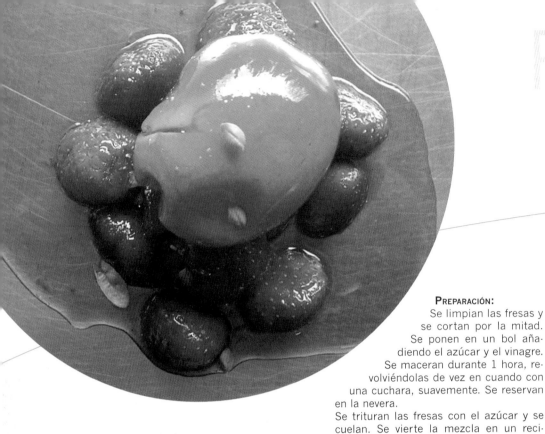

PREPARACIÓN:

Se limpian las fresas y se cortan por la mitad. Se ponen en un bol añadiendo el azúcar y el vinagre. Se maceran durante 1 hora, revolviéndolas de vez en cuando con una cuchara, suavemente. Se reservan en la nevera.

Se trituran las fresas con el azúcar y se cuelan. Se vierte la mezcla en un recipiente y lo metemos en el congelador. Se trabaja la mezcla con la batidora o túrmix cada hora durante 4 horas y se reserva. En un bol se echa el jugo de la maceración de las fresas, frío y colado. Se agregan las fresas y, por encima, el sorbete de fresa.

INGREDIENTES PARA 4 PERSONAS:

Para las fresas:

1 kg de fresas
25 g de azúcar
200 ml de vinagre de Cabernet Sauvignon

Para el sorbete:

500 g de fresas
25 g de azúcar

Fresas
con sorbete
de fresas

Joan Roca

Es complicado sintetizar lo que significa el apellido Roca en la culinaria mundial. Joan, el 'chef de lo salado', empezó con 11 años al olor de los fogones donde oficiaban sus abuelos y padres, Montserrat y Josep en la casa de comidas que abrieron en Girona en 1967 y que sigue funcionando justo enfrente del espacio gastronómico El Celler de Can Roca creado en 1986 por la tercera saga, Joan, Josep ('Pitu') como sumiller y jefe de sala y Jordi, en la 'cocina dulce'. Estudió en la Escola d'Hostaleria de Girona, donde ejerce de profesor (sus cursos han llegado hasta Harvard) y su 'curriculum' de reconocimientos es apabullante. Tres estrellas Michelin, tres soles Repsol, primer restaurante del mundo 2013 por la revista londinense 'Restaurant' resumen la filosofía del trío Roca. Solidez y brillantez conceptual y formal basada en la tradición catalana, española y en las experiencias culinarias por todo el mundo, y en caminos ignotos que han revolucionado la metodología de trabajo (creación de maquinaria de alta tecnología como las famosas Roner o Rotoval) con esa fusión del vino, la tierra, los aromas, los perfumes y los sabores. Los Roca son la combinación perfecta. Sensibilidad y contemporaneidad en un entorno arquitectónico de ensueño, que incluye una bodega interactiva única en el mundo. Los Roca son la combinación perfecta, los que hacen posible que la gastronomía se convierta en el mayor de los placeres. En la felicidad.

Sardinas marinadas **1**
Rossejat de cuscús con gambas y alioli **2**
Infusión de piña con hinojo **P**

menú 10

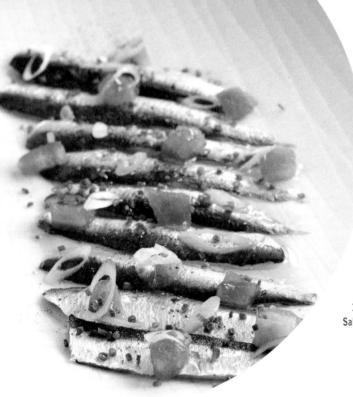

INGREDIENTES PARA **4** PERSONAS:

20 sardinas fileteadas

200 g vinagre de vino blanco

Aceite de oliva virgen

60 g de tomate

Cebollino

1 cebolleta tierna

Sal y pimienta

PREPARACIÓN:

Se prepara la salmuera al 10% disolviendo en agua hirviendo 30 g de sal común de cocina por 300 g de agua. Se colocan las sardinas limpias y en lomos en la salmuera durante 5 minutos. Dicha salmuera nos permite desangrar la sardina, eliminar olores y al mismo tiempo dar un punto de sal. A continuación se marinan los lomos en el vinagre por espacio de 30 minutos. Pasado ese tiempo se retiran del vinagre y se colocan en plato o bandeja. Se escalda el tomate, se pela y se vacían las semillas. Se corta la carne en dados de 1 cm para obtener los dados de tomate *concassé*. Se aliñan las sardinas con el aceite de oliva y se complementan con el tomate *concassé*, la pimienta negra molida, el cebollino picado y las láminas de cebolleta, que previamente hemos dejado en agua fría para que estén tersas y pierdan el exceso de fuerza.

Sardinas marinadas

PRESENTACIÓN:

Los lomos, con esa piel plateada, brillante por el aceite de oliva y decorada con el rojo del tomate, la cebolleta y el cebollino.

INGREDIENTES PARA 4 PERSONAS:

400 g de cuscús
800 g de caldo de cabezas de gambas
4 l de agua
1 kg de cabezas de gambas
500 g de pescado para caldo
(cabezas y espinas de mero, rape, etc.)
100 g de cebolla
100 g de zanahoria
100 g de apio
100 g de puerro
1 hoja de laurel
*Bouquet Garni
16 gambas medianas
Mayonesa
Ajo

Rossejat de cuscús con gambas y alioli

2

PREPARACIÓN:

Se prepara un *fumet* de gambas (lo que son los 800 g de las cabezas y el agua). Se limpian las verduras y se cortan a *mirepoix*. Se trocean las espinas y cabezas de pescado. Se hierven a partir de agua fría las verduras y los esqueletos del pescado 20 minutos. Se espuma al comienzo de la cocción. Se cuela y se enfría. Se cuecen las gambas en agua hirviendo y en cuanto cambian de color se apaga el fuego. Se trituran los ajos con un poco de aceite de girasol en un mortero y en un vaso triturador se incorpora progresivamente la mayonesa para hacer el alioli. En una paella se cuece a fuego suave el cuscús con unas gotas de aceite de oliva hasta que esté bien tostado. Se incorpora al caldo de las gamas, se recitifica de sal y, desgrasado, se cocina durante 3 minutos. Se añaden las gambas y se acaba la cocción al horno precalentado a 180°, hasta que el cuscús quede seco. Se sirva en la paella acompañado del alioli.

(*) *Mirepoix*: Combinación de verduras cortadas en pequeños dados.
(*) *Bouquet Garni*: Ramillete de hojas de apio con hierbas aromáticas que se suele poner en la parte verde del puerro.

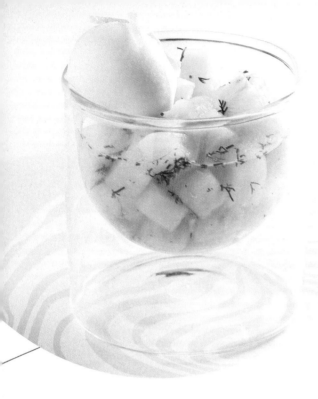

P

PREPARACIÓN:
Se pone a hervir el agua con el azúcar. Cuando rompa el hervor se retira y se echan las hojas de gelatina, previamente remojadas en agua fría y se remueve hasta que estén bien disueltas. Se incorpora la piña cortada en dados de 1x1 cm y el hinojo. Se cubre la preparación con papel film y se deja reposar –infusionar– en la nevera al menos 3 horas.

PRESENTACIÓN:
En un bol se coloca la infusión de piña impregnada con el aroma fresco del hinojo. Se acompaña con un sorbete o helado de coco.

INGREDIENTES PARA **4** PERSONAS:
100 g de piña
40 g de hinojo
500 ml de agua
50 g de azúcar
2 hojas de gelatina de 2 g cada una
Sorbete de coco (o helado de coco)

Infusión de piña con hinojo

Paco Roncero

Formado en la Escuela de Hostelería y Turismo de Madrid, Paco Roncero es uno de los máximos representantes de la vanguardia culinaria española dentro y fuera de nuestras fronteras. Chef ejecutivo del Casino de Madrid y de La Terraza del Casino (2 estrellas Michelin y 3 soles Repsol), de los gastrobares Estado Puro en Madrid, Ibiza y Shanghái (donde también tiene el restaurante Barbarossa by Paco Roncero) y Versión Original by Paco Roncero en Bogotá, no hay reto que se le resista. Gracias a su magistral dominio de las técnicas culinarias más avanzadas y su espíritu investigador, es uno de los cocineros con mayores aportaciones a la vanguardia culinaria actual. Son muchísimos los proyectos que emprende, pero de los que más se siente orgulloso es de PacoRonceroTaller (un laboratorio donde lleva a cabo todos sus estudios y evoluciones culinarias con tecnología derivada de la industria aeronáutica y del cine para crear nuevas experiencias y generar emociones más allá del sentido del gusto) y Sublimotion, una prolongación del anterior, mucho más 'futurista', ubicado en un restaurante para 12 comensales en el Hard Rock de Ibiza. Su último proyecto, Sinergias, lo acaba de iniciar en la nueva plataforma gourmet Platea Madrid junto a sus colegas Marcos Morán (Casa Gerardo) y Pepe Solla (Casa Solla).

Alcachofas y jamón de pato
en torta de aceite de oliva **1**
Fardo de calamar con pisto 'al momento' **2**
Buñuelos de fruta **P**

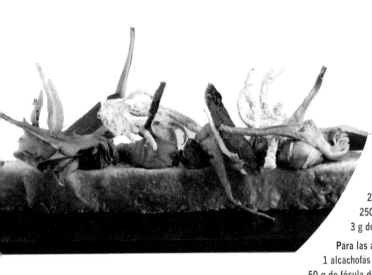

INGREDIENTES PARA **4** PERSONAS:

Para las alcachofas asadas:
4 alcachofas
25 g de perejil
250 ml de agua
3 g de sal

Para las alcachofas escarchadas:
1 alcachofas
50 g de fécula de patata
100 g de jamón de pato
4 unidades de torta de pan
5 g de aceite de oliva

PREPARACIÓN:

Para las alcachofas asadas:
Se deshojan y limpian las alcachofas hasta el corazón, dejando 10 cm de tallo sin fibras. Se corta cada corazón en 6 u 8 partes, dependiendo del tamaño de cada una.

Para las alcachofas escarchadas:
Se cortan finamente 8 láminas de la alcachofa entera y se enharinan con fécula de patata. Se secan en el horno a 120 °C hasta su deshidratado y se reservan en un lugar seco.

Para el jamón de pato:
Se limpia el jamón y se retira la parte de la grasa. Se corta en láminas de finísimo grosor (1 mm si se tiene la máquina apropiada).

ACABADO:
Se tuestan al horno las 4 rebanadas de pan cortadas en 1 cm de grosor a 180 °C durante 1 minuto y se echa una pizca de sal. Se marcan las alcachofas en una sartén antiadherente con unas gotas de aceite de oliva hasta que adquieran un color tostadas, igual que las escarchadas, para terminar con las láminas de jamón de pato, intentando dar altura y volumen.

Alcachofas y jamón
de pato
en torta de aceite de oliva

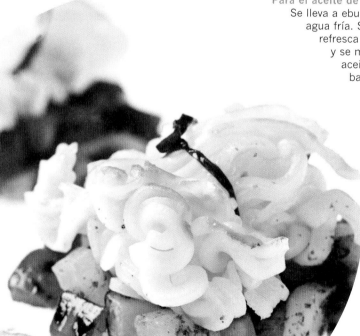

INGREDIENTES PARA 4 PERSONAS:

3 calamares

8 cebollinos

Para el pisto 'al momento':

1 tomate

1 pimiento rojo

1/2 calabacín

1/2 cebolla

1/2 berenjena

Para el aceite de ajo y perejil:

5 dientes de ajo

25 g de perejil

20 ml de aceite de oliva *Coupage*
de Arbequina-picudo

Fardo de calamar con pisto 'al momento'

2

PREPARACIÓN:

Para los fardos de calamar:

Se separan las patas de los cuerpos del calamar, se limpian los interiores y, bajo un chorro de agua fría, se quita la telilla oscura que los recubre y la pluma del interior. Se cortan los calamares en tiras finas y se forman *bouquets* de 25-30 g cada uno. Se atan con una tira de cebollino y se forman los fardos. Se guardan en la nevera en raciones individuales (3 fardos cada una).

Para el pisto 'al momento':

Se lavan, pelan y despepitan los tomates, cortándolos en forma de dados de 1 cm aprox. La berenjena y el calabacín se cortan en dados de 1 cm, dejando siempre una cara con la piel. Se pela la cebolla y se corta en cuadrados también de 1 cm de lado. Con los pimientos, se retira el pedúnculo y se extraen las semillas. Se lavan y cortan del mismo tamaño (1 cm de lado aproximadamente).

Para el aceite de perejil:

Se lleva a ebullición el ajo 3 veces partiendo de agua fría. Se deshoja el perejil, se escalda y se refresca en agua con hielo. Luego se tritura y se mezcla con los ajos blanqueados y el aceite y se bate (en vaso americano o batidora). Se pone un punto de sal.

ACABADO:

Se sazonan ligeramente los fardos de calamar y se saltean con una pizca de aceite hasta que adquieran un ligero color dorado. En esa misma sartén se rehogan las verduras con unas gotas del aceite de ajo y perejil.

PRESENTACIÓN:

En el plato se echa una cucharada potente del pisto y encima los fardos de calamar. Se culmina salseando con el aceite de ajo y perejil por encima del conjunto.

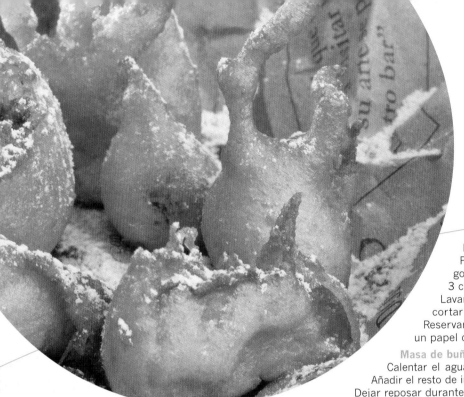

Frutas troceadas:
Pelar la piña y el mango y cortar en dados de 3 cm.
Lavar y limpiar las fresas y cortar en cuartos.
Reservar en frío cubiertas por un papel de celulosa húmedo.

Masa de buñuelos:
Calentar el agua para disolver la miel.
Añadir el resto de ingredientes y batir.
Dejar reposar durante 1 hora y reservar.

Azúcar de menta
Mezclar todos los ingredientes y reservar en un lugar seco.

PRESENTACIÓN:
Sumergir los dados de fruta en la masa de buñuelos con la ayuda de una brocheta.
Freír en aceite de oliva muy caliente hasta que adquieran un color dorado.
Rebozar los buñuelos en el azúcar de menta y servir.

Para las frutas troceadas:
200 g de fresas
200 g de mango
200 g de piña
16 frambuesas

Para la masa de buñuelos:
130 ml de huevo entero pasteurizado
140 g de azúcar
290 g de harina de trigo
3 g de bicarbonato sódico
110 ml de agua
10 g de miel

Para el azúcar de menta:
40 g de dextrosa
8 g de menta en polvo

Otros:
500 ml de aceite de oliva

Buñuelos
de fruta

Mario Sandoval

De un bar de pueblo, La Peña, abierto por los abuelos de la saga Sandoval en 1955, a ser uno de los restaurantes más reconocidos del país gracias a los hijos, a la tercera generación, es realmente una bonita historia que contar, como lo hacen en el libro que acaban de publicar (Everest). El mérito es aún mayor cuando se trata de una localidad como Humanes (al sur de Madrid), con escaso interés turístico y a la que se acude desde 1999 para conocer Coque –apodo del padre– (una estrella Michelin, 3 soles Repsol y Premio Nacional de Gastronomía), su cochinillo asado (de su propia raza porcina) con su «horno de vanguardia» que alimentan con distintas maderas para aportar aromas y el extraordinario trabajo de Rafael como sumiller, con una de las bodegas más potentes del país; Juan Diego, impecable Jefe de Sala y el benjamín, Mario Sandoval, «alma mater» de los fogones tras estudiar en la Escuela Superior de Hostelería de Madrid y formarse con Arzak, Adrià, Bocuse, los Troisgros o Bras y sustituir al patriarca. Se definen como «arqueólogos de los sabores», gracias a una incesante labor de investigación pero con la materia prima como clave del éxito. Con Columbus, centro neurálgico para ver y ser vistos en la capital y uno de los locales más punteros de la Villa y Corte, Mario y la saga Sandoval viven su especial momento de gloria.

Lomo de jurel marinado **1**

Expresión botánica **2**

Helado de tamarindo con jugo de frambuesa **P**

menú 12

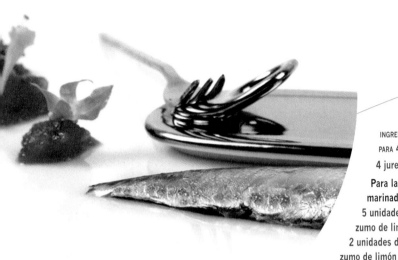

INGREDIENTES PARA 4 PERSONAS:

4 jureles

Para la marinada:

5 unidades de zumo de lima

2 unidades de zumo de limón

Cebollino picado

150 g de Ponzu

60 g de soja

Agua

1/2 unidad de cebolla en juliana

Wasabi

Para el tomate:

2 kg de tomate

1 cebolla

4 dientes de ajo

Una pizca de guindillas

1 ct de azúcar

Orégano

Curry de Jaipur

Una pizca de sal

Pimienta

Laurel

PREPARACIÓN:

Se limpian los jureles y se sacan los lomos intentando no dañar la piel. Se mezclan todos los ingredientes de la marinada y se maceran los jureles durante 24 horas. Se escaldan los tomates y se pelan. Se rallan y en una parisina se pocha la cebolla y antes de que coja color se añaden los ajos hasta que el conjunto se dore. Se agrega el tomate rallado, el laurel, el curry, el orégano, una pizca de azúcar, de sal y de pimienta y a fuego lento reducimos la salsa y se reserva.

Lomo de jurel marinado

PRESENTACIÓN:

En una lata de porcelana se pone el tomate en la base, encima un poco de cebolla en juliana, un lomo de jurel y se tapa. A la hora de servir se ahúma.

(*) La receta original es con sardina, pero se puede hacer con jurel o caballa. El ahumado es el colofón del plato que preparan en Coque y en Columbus, pero está igualmente exquisita sin ese toque tan particular, a veces difícil de poder elaborar en una cocina casera.

INGREDIENTES PARA 4 PERSONAS:
75 g de calabaza
75 g de zanahoria Baby
75 g de repollo
75 g de calabacín
75 g de lombarda
75 g de coliflor
75 g de espinacas
2 tomates
1 berenjena
4 espárragos blancos
4 espárragos trigueros
100 g de patata
200 g de puerros
2 dientes de ajo

200 g de hinojo
250 g de leche de soja
30 g agar agar (gelatina vegetal de origen marino)
Aceite de oliva
25 g de mantequilla
Una pizca de sal y de pimienta

Para el carpaccio de boletus:

200 g de boletus
Sal
Pimienta
Aceite de oliva virgen extra

Expresión
botánica

2

PREPARACIÓN:

Lavar y cocer las verduras 'al dente', excepto las berenjenas y la coliflor. La lombarda y la calabaza se separan y se trituran por separado en batidora o *Thermomix* con parte de la cocción del caldo y 10 g de agar agar en cada una. Una vez triturado se coloca la mezcla en moldes y se deja enfriar hasta que coja consistencia y poder desmoldarlas. Se prepara una bechamel con leche de soja, harina y un poco de mantequilla y se le añaden las espinacas y los 10 g restantes de agar agar. Salpimentamos ligeramente y se cuece y remueve hasta que esté lista. Se prepara un milhojas de espinaca y berenjena, que previamente se ha cortado en láminas muy finas y se marca en una sartén con aceite. Se cortan la calabaza y la lombarda. Se hace un cuscús con la coliflor picada muy fina y cocida, se ralla el tomate y se deja escurrir. Se saltea el repollo cocido con 2 dientes de ajo laminados. Se cuecen las puntas de los espárragos verdes y blancos. Se corta la zanahoria en rodajas rectas, la judía verde en *brunoise* y el calabacín (rodajas perpendiculares).

Para el carpaccio de boletus:

Se descongelan los boletus y se meten en papel film hasta hacer un rulo; se congela nuevamente y se corta muy fino (mejor en cortafiambres), a 1 aproximadamente y se adereza con aceite de oliva y un poco de pimienta.

PRESENTACIÓN:

En un plato alargado, sobre la cama del carpaccio de boletus se colocan, de norte a sur, las verduras ya calentadas jugando con los colores: calabaza, lombarda, judía verde, zanahoria, milhojas de espinaca y de berenjena, espárrago blanco y verde, tomate triturado, repollo y calabacín.

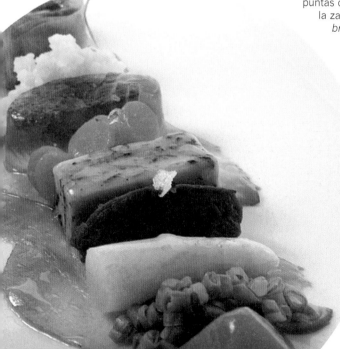

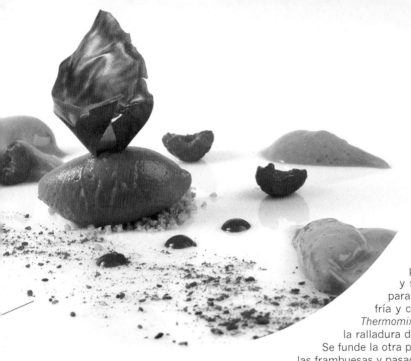

PREPARACIÓN:

Se tritura la almendra y se mezcla el resto de los ingredientes con la mantequilla diluida hasta que hacemos una pasta. Se estira en una bandeja y se hornea a 180 ºC removiéndola para que se cocine bien. Se retira, enfría y congela para después triturarla en *Thermomix* o túrmix, añadiendo por último la ralladura de las limas.

Se funde la otra porción de mantequilla, se agregan las frambuesas y pasado 1 minuto se echa el azúcar moreno hasta que se impregne bien. Se vierten las gotas de coñac y se flambea, culminando con la crema de ron. Se cocina durante 5 minutos para que se reduzca la salsa y coja consistencia. Se enfría y reserva.

Para el sorbete se tritura el tamarillo y se cuela. Se mezcla el resto de los ingredientes en la *Thermomix* o batidora y se deja reposar durante 10 minutos para que adquiera consistencia de mantecado.

PRESENTACIÓN:

En un plato hondo se coloca a la izquierda la tierra, en el medio la frambuesa y a la derecha el jugo y encima el helado de tamarillo (fruta exótica procedente de los Andes peruanos, conocido como tomate de árbol, de sabor dulce).

(*) Este postre se completa con candy de ron, pero queda igualmente exquisito y es preferible hacerlo sin él para que sea más saludable.

INGREDIENTES PARA **4** PERSONAS:

Para la tierra de lima:
50 g de almendra
100 g de harina
75 g de azúcar moreno
50 g de mantequilla
2 unidades de ralladura de lima

Para el jugo de frambuesa:
Frambuesa naturaleza
Una pizca de azúcar moreno
1 ct de mantequilla
Unas gotas de coñac
Unas gotas de Barceló Cream

Para el sorbete de tamarillo:
1 kg de tamarillo
60 g de glucosa
10 g de glicerina
20 g de estabilizante
100 g de azúcar
20 g de lima
Agua

(*)Helado de tamarindo con jugo de frambuesa

Pepe Solla

Por fin se hace verdadera justicia con la cocina que surge 'bajo el telón de grelos'. La gastronomía gallega está viviendo su particular momento de esplendor y uno de los artífices de tamaña hazaña es Pepe Solla, adalid de la nueva cantera de cocineros (muchos integrados en el Grupo Nove) y artífice definitivo del fenómeno de la nueva cocina gallega. En su pazo de la localidad pontevedresa de San Salvador de Poio se han vivido dos revoluciones gastronómicas en sus 53 años de historia. La protagonizada por sus padres, Pepe Solla y Amelia González cuando abrieron en 1961 Casa Solla, convertido muy pronto en restaurante de prestigio por su estilo de entonces, el impecable equipo de sala y una cocina tradicional sofisticada. Y el segundo capítulo, protagonizado por Pepe Solla Jr. cuando llegó el momento de hacer el cambio generacional, reinventando el recetario gallego y adentrándolo en el terreno vanguardista a base de jugar con la tradición y la modernidad, ganándose al comensal de antaño y creando una 'prole' de fieles seguidores de su cocina, que se caracteriza por la fidelidad al proveedor, su imaginación e intuición en las combinaciones y por ser el rey de la precisión en los puntos de cocción de los alimentos. Su último proyecto, recién inaugurado en el multiespacio gastronómico Platea Madrid es Sinergias, junto con sus colegas Paco Roncero (La Terraza del Casino) y Marcos Morán (Casa Gerardo. Prendes. Asturias).

Vieiras marinadas sobre guacamole y su coral **1**
Merluza, salsa cítrica, papel de nabo y berza rizada **2**
Invierno **P**

menú 13

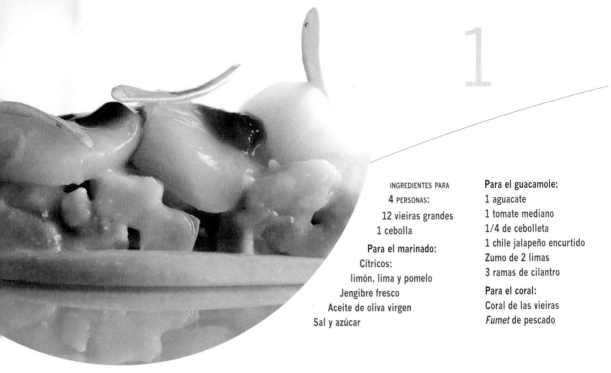

INGREDIENTES PARA
4 PERSONAS:
12 vieiras grandes
1 cebolla

Para el marinado:
Cítricos:
limón, lima y pomelo
Jengibre fresco
Aceite de oliva virgen
Sal y azúcar

Para el guacamole:
1 aguacate
1 tomate mediano
1/4 de cebolleta
1 chile jalapeño encurtido
Zumo de 2 limas
3 ramas de cilantro

Para el coral:
Coral de las vieiras
Fumet de pescado

PREPARACIÓN:
Se limpian las vieiras, se retiran sus corales y se corta cada una en tacos. Se mezcla sal con azúcar a razón de dos a una (en pequeñas proporciones), se exprimen los cítricos, se ralla un poco de jengibre y con esa mezcla se marinan durante 10 minutos las vieiras. Luego se retiran, lavan y secan. Aparte se prepara un *fumet* con las cabezas y espinas de pescados (se puede tener congelado si haces cantidad suficiente para elaborar otros platos). Para el guacamole se pela el tomate y el aguacate y se corta en dados pequeños. Se pica en *brunoise* fina la cebolle-ta, el cilantro y el chile. Se mezcla todo en el mortero y se aliña con el aceite, el zumo de las limas, un poco de vinagre del encurtido del jalapeño, un mínimo toque de sal y se reserva. Se calienta el *fumet* y se introducen los corales; un hervor, se trituran y se cuelan por un chino fino. Se corta la cebolla y se asa a horno fuerte. Cuando esté dorada se retira, se remoja con agua y se deja cocer. Se escurre y se reduce hasta que adquiera una textura glaseada. Se reserva.

Vieiras marinadas sobre guacamole y su coral

PRESENTACIÓN:
Se dibuja un lagrimón de coral, se coloca sobre este el guacamole, enci-ma la vieira marinada y un toque de cebolla asada con su jugo.

1 merluza de unos 3 kg

Para la salsa cítrica:

100 g de zumo de limón
100 g de *fumet* de pescado
60 g de agua
4 g de salsa de soja
Maicena

Para el preparado de nabo:

1 nabo
Agua
Una pizca de azúcar
Zumo de limón
2 hojas de menta

Para la berza:

1 manojo de mini berza rizada

Merluza, salsa cítrica, papel de nabo y berza rizada

2

Preparación:

Se mezclan todos los ingredientes de la salsa cítrica, se ligan con la maicena y se reserva.
(El punto de sal lo da el *fumet* de pescado).
Se pela el nabo en crudo en cortafiambres, procurando que queden láminas perfectas de la piel, que se tapan con un papel húmedo. Se prepara un jugo con la menta, el zumo del limón, el agua y una pizca de azúcar y se macera la carne del nabo cortada en dados 10 minutos. Se blanquean las mini berzas, se corta la cocción y se reserva. Se limpia la merluza y se hacen lomos de unos 130/150 g cada uno y se reservan. Se cocina la merluza en vapor a 61°, procurando que el interior alcance 46/47°.
En una cocina doméstica lo mejor es cocinar la merluza directamente en la salsa, a fuego suave y controlando siempre que no hierva. Mientras tanto se templan la berza y los nabos.

Presentación:

La merluza en primer plano sobre la cama de salsa cítrica, los tacos de nabo, la mini berza rizada alrededor y el papel de nabo en rulo.

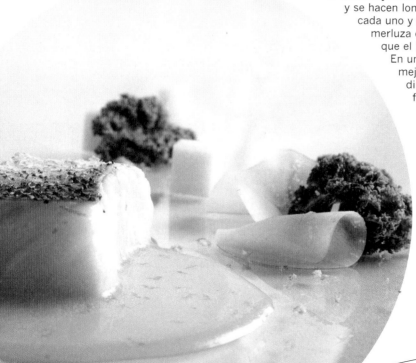

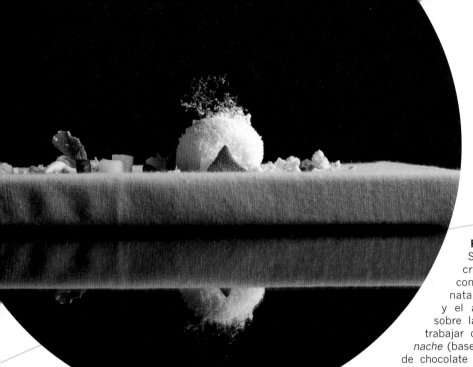

P

PREPARACIÓN:
Se hace una crema inglesa con la leche, la nata, las yemas y el azúcar. Verter sobre la cobertura y trabajar como una *ganache* (base de las trufas de chocolate y en el recubrimiento de los bombones de chocolate). Reservar. Se cortan las frutas en dados pequeños y se reservan. Se baña el hinojo en el jarabe, se pasa por el azúcar glass y se reserva. Se escogen unas hojas de ficoide glacial.

PRESENTACIÓN:
Sobre un lienzo se dibuja un trazo de yogur, se hace una bola de cremoso de chocolate, se envuelve en coco rallado y se coloca encima del trazo dibujado. Sobre el cremoso se coloca el escarche de fiuncho (hinojo) y se culmina el plato con las frutas, los pistachos y las hojas de ficoide glacial.

INGREDIENTES PARA 4 PERSONAS:

Para el cremoso de chocolate blanco:
250 g de leche
200 g de nata
30 g de azúcar
100 g de yema de huevo
330 g de cobertura de chocolate blanco

Las frutas:
Manzana Granny Smith
Pera Conferencia

Las hojas:
Ficoide glacial
Fiuncho (hinojo)
Jarabe TPT (50% agua, 50% azúcar)
Azúcar glass para decorar

Además:
Pistachos verdes repelados
Coco rallado
Yogur cremoso sin azúcar

Invierno

Óscar Velasco

Se aventuró en el mundo de la cocina en su Segovia natal para poder pagar sus estudios de Ingeniería Técnica Agrícola y, de inmediato, a los 19 años, entendió que lo suyo eran los fogones. Su paso por Zalacaín y Martín Berasategui fueron cruciales pero su oportunidad la tuvo con Santi Santamaría en Can Fabes. De Berasategui aprendió disciplina y rigor, de Santamaría, la improvisación organizada y el poder de adaptación. Es el chef de Santceloni (dos estrellas Michelin y 3 soles Repsol), uno de los más reputados restaurantes de Madrid. Su apuesta por el producto, «el único protagonista real del plato», utilizando nuevas técnicas «únicamente para potenciarlo» y su intuición para conseguir equilibrio en las creaciones son las claves de su éxito. Y funciona, seguramente por tener tan claro que en el mundo de la cocina todo está medido, no existe la improvisación y no se hace «nada que no hayamos calculado». Todo estará medido, pero una experiencia en Santceloni eleva a los altares al comensal.

Ensalada de caviar, judías verdes y navajas **1**

Sopa de calamar en fideos, minestrone **2** de setas de otoño y yema de huevo

Ensalada de melón y albahaca, **P** pimienta negra y cardamomo

menú 14

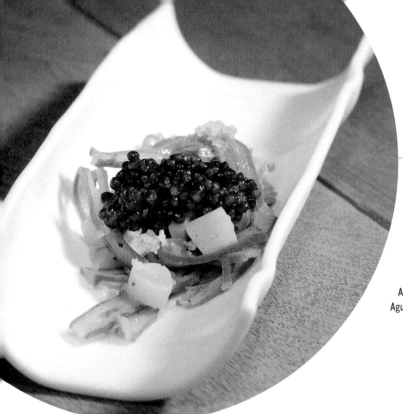

INGREDIENTES PARA **4 PERSONAS**:

80 g de caviar
280 g de judía verde
12 navajas
Cebollino
Aceite de oliva
Agua

Ensalada de caviar, judías verdes y navajas

PREPARACIÓN:

Se hierven las judías en abundante agua con una pizca de sal unos 30 segundos. Transcurrido ese tiempo se escurren y se ponen en agua con hielo para cortar la cocción. Una vez frías, se escurren y reservan. Las navajas se envasan en bolsas al vacío y se ponen al baño maría a 55 °C durante 8 minutos. Se pasan a un recipiente con agua fría y hielo hasta que estén completamente frías. Se quitan las bolsas del agua, se abren, se sacan las navajas y se escurren. En una sartén caliente se ponen las navajas y se dan vuelta a vuelta justo hasta que comiencen a abrirse y se retiran del fuego. Se cortan longitudinalmente en trozos de ½ cm y se mezclan con las judías verdes.

PRESENTACIÓN:

En unos aros se reparte la mezcla y se colocan en el plato, se retiran delicadamente y encima se pone una *quenelle* de caviar. Se decora finalmente con una punta de cebollino.

INGREDIENTES PARA 4 PERSONAS:

1 kg de calamar grande

Para la sopa de calamar:
1/2 kg de recortes de calamar
1 diente de ajo
Aceite de oliva suave
2 cebollas
1 dl de vino blanco
1 ramillete de perejil
3/4 l de agua

Para las setas de monte:
100 g de boletus
100 g de angula de monte
100 g de senderuelas
100 g de hinojo

O con minestrone de verduras:
100 g de zanahorias
100 g de calabacín
100 g de judías verdes
100 g de hinojo

Aparte:
4 yemas de huevo de codorniz
1 dl de Manzanilla
Aceite de oliva Santceloni
Una pizca de sal en escamas
Milenrama

Sopa de calamar en fideos,
minestrone de setas de otoño y yema de huevo

2

PREPARACIÓN:

Fideos de calamar:

Se limpia de tripas y pieles el calamar y se corta en tiras de 4 cm de ancho que después se pulen en forma de rectángulo. Se montan unos rectángulos sobre otros, se envuelven en papel film y se colocan en una bandeja plana en el congelador con algo de peso para que se aplanen. Para la sopa se saltean a fuego fuerte en una cazuela los recortes sobrantes y patas del calamar con un poco de aceite. Los retiramos y sofreímos el ajo y la cebolla cortada en juliana, manteniendo a fuego vivo 5 minutos. Se echa el vino blanco hasta que reduzca casi en seco, se agrega el calamar, el perejil y se vierte agua fría justo hasta cubrir el calamar. Se pone a fuego medio y cuando arranca a hervir bajamos a suave y lo dejamos 20 minutos. Se retira del fuego, se tapa y se deja infusionar 10 minutos mas. Se cuela con una estameña, se espolvorea con una pizca de sal y pimienta y de nuevo al fuego hasta que rompa a hervir. Si es con setas de otoño se cortan los boletus en dados de 5 mm. Se prepara un aceite de ajo dorándolo para después colarlo y dejarlo reposar. En una bolsa al vacío se ponen los boletus con una cucharada de aceite de ajo, se sella y se cocina al vapor a 90 °C 9 minutos. Se abre la bolsa y se reserva. El resto de setas se cortan y se mantienen en crudo. Si fuera con minestrone de verduras se cortan todas en dados similares y se cuecen 'al dente'.

PRESENTACIÓN:

En la base de un plato sopero se colocan los boletus escurridos, sobre estos la yema de huevo de codorniz y encima repartimos el resto de setas (similar si se trata de las verduras). Los fideos de calamar se aliñan con un poco de aceite de oliva y con la ayuda de unas pinzas se colocan sobre las setas o verduras, se aliñan con unas gotas de Manzanilla, una pizca de sal en escamas y la milenrama deshojada. Ante el comensal se sirve el caldo caliente.

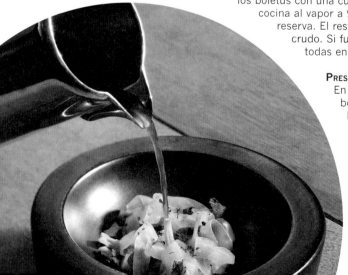

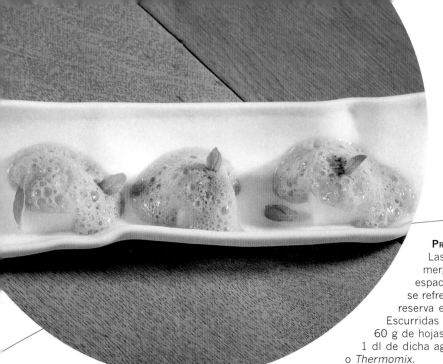

PREPARACIÓN:

Las hojas de albahaca se sumergen en agua hirviendo por espacio de 5 segundos, se sacan y se refrescan en un bol con hielo. Se reserva el agua y se deja que enfríe. Escurridas las hojas y reposadas, cada 60 g de hojas escaldadas se mezclan con 1 dl de dicha agua y se trituran en batidora o *Thermomix*.

La otra cantidad de agua se calienta; una vez templada se añaden las hojas de gelatina (previamente en remojo en agua fría durante 10 minutos). Se echa el jarabe frío y se deja que la mezcla se unifique sin llegar a gelificarse. Se junta con el triturado de albahaca y se cuela por un chino fino. Se pasa todo por batidora para terminar el proceso.

Se colocan 3 dados de melón directamente en el plato, se aromatizan con la piel de limón exprimiéndola sobre los mismos. Se salsea el melón con la emulsión de albahaca y, sobre cada dado de melón, se vierten unas gotas de aceite de oliva.

PRESENTACIÓN:

Se pone una pizca de sal en escamas sobre el primer dado de melón, cardamomo molido en el segundo y pimienta negra molida en el tercero.

INGREDIENTES PARA 4 PERSONAS:

Un melón sin cáscara ni pipas, cortado en dados
La piel de un limón
Una pizca de sal en escamas
Pimienta negra molida
Cardamomo
Aceite de oliva virgen

Para la gelatina/emulsión de albahaca:

Un manojo de albahaca deshojada
100 dl agua (para escaldar la albahaca)
6 hojas de gelatina (2 g cada una)
125 cc de agua
1 dl de jarabe 20° Baume

Ensalada de melón y albahaca,
pimienta negra y cardamomo

Pautas para realizar una dieta cardiosaludable óptima

Pautas para realizar una
dieta cardiosaludable óptima

En ocasiones, nos preguntamos si estaremos llevando una dieta rica y sana que nos proteja de riesgos cardiovasculares, y dudamos de si podremos disfrutar de uno de los mayores placeres de la vida, que es comer, con todas las garantías y sin llevar un régimen estricto, severo y poco apetecible. Si queremos prevenir esta enfermedad o si ya la padecemos, ¿podremos seguir siendo felices comiendo?

La respuesta es sí, pero para ello debemos conocer la respuesta a otras muchas preguntas:

¿Es bueno consumir aceite de oliva?

Sí, se pueden consumir hasta **3-4 cucharadas al día** (10 g por cada cucharada) para cocinar y/o aliñar todos los alimentos de nuestra dieta.

¿Se puede tomar mantequilla o margarina?

Si se toma, **NO más de una vez a la semana**, lo que correspondería a una ración de 12 g. ¡El aceite de oliva es mucho más saludable!

¿Cuántas raciones de verduras y de hortalizas conviene consumir al día?

Es conveniente consumir **2 o más raciones al día**.

La fruta, ¿es buena o mala?

La fruta es **esencial** y, al menos, se deben tomar **3 piezas diarias**.

Me gusta la carne roja, ¿puedo tomarla sin preocuparme?

La carne denominada como roja suele ir asociada a mucha grasa. Por eso se debe **moderar su consumo** y optar mejor por carnes blancas o magras. Pero de forma ocasional, uno se puede permitir ese lujo

¿Puedo comprar salchichas y hamburguesas industriales?

Mejor **limitar estos alimentos** si NO son caseros ya que no podemos saber qué cantidad de grasa y sal pueden contener. Mejor hechos con carnes magras, como la de pollo, que con carnes grasas como la ternera.

¿Es bueno o malo comer embutidos?

Por su contenido en grasas saturadas y sal, es **preferible** limitar su consumo. Ahora bien, a no ser que se tenga ya la patología, es posible comerlos de vez en cuando, teniendo en cuenta que son fuente de grasa y de sal. Con precaución y, en pequeñas proporciones, es una alegría para el comensal y **ocasionalmente** podrá hacerlo.

¿Qué carnes son preferibles para evitar problemas cardiovasculares?

Las del **pollo, pavo y conejo** tienen poco contenido en grasa y mejor si se consumen **SIN piel**. Hay recetas sabrosas, nutritivas y que nos alegran la vida, en las que se combinan estas carnes con verduras o con algún hidrato de carbono complejo, como la patata. Es importante recordar que se debe guisar las carnes con la grasa apropiada (aceite de oliva y girasol, con moderación).

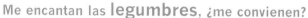

Me encantan las legumbres, ¿me convienen?

SÍ, pero **evitando tomarlas con exceso de grasa**, como en la fabada o el cocido. Si se combinan con otros vegetales o con arroz, mejora la calidad de la proteína de estas. Se deben consumir **3 o más veces por semana**.

¿Es el pescado cardiosaludable?

El pescado blanco, el azul (sobre todo por su contenido en ácidos grasos omega-3) y el marisco, **forman parte de una dieta cardiosaludable** pero, ¡ojo con si tenemos el ácido úrico elevado!

¿Es conveniente consumir regularmente pasta, harinas y otros cereales?

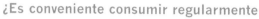

SÍ, **la pasta, el arroz y otro tipo de cereales refinados y especialmente integrales**, combinados con alimentos NO grasos y salsas caseras que no incluyan derivados lácteos, **son excelentes para la salud** y, bien cocinadas, resultan platos que sacian y con ellas se elaboran recetas deliciosas.

La repostería, ¿me la puedo permitir?

Se debe moderar el consumo de bollería y repostería industrial, especialmente si no está elaborada con aceites como el de oliva y girasol. Sin embargo, la repostería **casera**, elaborada con **poca cantidad de azúcar, grasa y sal** no hay que descartarla.

¿Es aconsejable tomar frutos secos?

SÍ, los frutos secos son fuente de proteínas y grasas saludables, y comer **2–3 nueces de Macadamia al día** es aconsejable. Se recomienda consumir de 2 a 4 raciones a las semana de frutos secos.

¿El vino es cardiosaludable?

El vino **es cardiosaludable** y beneficioso si se toma como máximo **dos copas al día en hombres y una en mujeres, durante las comidas**.

¿Tengo que prescindir de las bebidas carbonatadas?

Las bebidas carbonatadas y/o azucaradas, **deben consumirse con moderación**.

¿Es la dieta mediterránea una de las mejores para disminuir el riesgo cardiovascular?

Desde luego que sí. Vamos a analizarla en detalle en las siguientes páginas.

ALIMENTOS CARDIOPROTECTORES

SÍ

PESCADO AZUL
Atún
Bonito
Salmonete
Sardina
Caballa
Trucha
Arenque
Boquerón (fresco o en lata,
con aceite de oliva o girasol)

FRUTOS SECOS
Nueces Pipas Almendras
Avellanas Pistachos

ACEITES
Aceite de oliva y oliva virgen
Aceite de girasol

BEBIDAS
Vino

Dieta
cardiosaludable

La **dieta mediterránea** ha demostrado ser una de las mejores dietas para disminuir el riesgo cardiovascular. Analizamos en este apartado los principales aspectos de esta dieta:

- Hemos de saber hacer una **correcta selección de las grasas** que consumimos a diario, ya que nuestro cuerpo las necesita.

- Estos nutrientes, las grasas, **son una de las principales fuentes de energía** y algunas **nos ayudan a mantener nuestro corazón sano**.

- Sin embargo, tenemos que ser conscientes de la **CANTIDAD** y del **TIPO DE GRASAS** que comemos.

- Como máximo, entre **un 30-35% de la ingesta energética diaria** debe provenir de las grasas.

- Existen grasas **CARDIOSALUDABLES** y **NO CARDIOSALUDABLES**.

- Las GRASAS CARDIOSALUDABLES son las llamadas **GRASAS INSATURADAS**, que cuidan el corazón y se dividen en dos tipos: **poliinsaturadas y monoinsaturadas**.

GRASAS CARDIOSALUDABLES	
POLIINSATURADAS	**MONOINSATURADAS**
Pescados azules Una fuente muy importante de ácidos grasos omega-3, que nos ayudan a controlar la presión arterial, mejoran la función cardiaca y reducen el impacto de otros factores de riesgo cardiovascular	**Aceite de oliva y oliva virgen** **Aceite de girasol alto oleico**
Aceites vegetales Girasol, maíz y soja	**Frutos secos** Nueces de Macadamia, almendras, avellanas y pistachos
Frutos secos Nueces de California y pipas de girasol	

Grasas
no cardiosaludable

Las **GRASAS NO CARDIOSALUDABLES** son las **GRASAS SATURADAS** y las **GRASAS TRANS o HIDROGENADAS.**

● Las **grasas saturadas** son las principales causantes de elevar nuestros niveles de colesterol en sangre, por eso no deben superar el **7% de las kcal totales consumidas al día.** En una dieta de 2000 kcal/día corresponden a un máximo de 140 kcal, es decir, 15,5 g, **ya que un gramo de grasa son 9 Kcal**.

● Las **grasas trans** o **hidrogenadas, no solo aumentan los niveles** de colesterol malo (LDL), sino que también disminuyen los niveles de colesterol bueno (HDL). Estas no deben superar el 1% de la energía total consumida al día (2,2 g/día).

NO

ALIMENTOS MENOS ACONSEJADOS
(Ricos en ácidos grasos saturados y trans)

LÁCTEOS Y DERIVADOS
Quesos duros o grasos
Mantequilla
Nata

GRASAS ANIMALES
Manteca de cerdo
Tocino
Sebo

GRASAS VEGETALES
Margarina
Aceite de coco
Aceite de palma
Aceite de palmiste

GRASAS NO CARDIOSALUDABLES

GRASAS SATURADAS MENOS ACONSEJABLES	GRASAS TRANS o HIDROGENADAS
Carnes grasas	**Bollería industrial** y alimentos elaborados industrialmente con **aceites vegetales** hidrogenados o parcialmente hidrogenados.
Embutidos	
Quesos grasos	
Leche entera y derivados	
Grasas animales y productos elaborados con ellas, como determinada bollería y algunos alimentos envasados.	

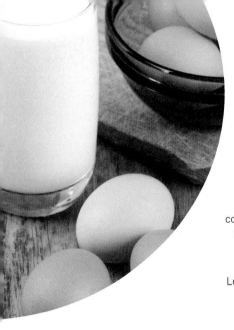

¿Qué me conviene **evitar** en una dieta **cardiosaludable?**

- **El exceso de proteínas:**
La ingesta total de todas las fuentes de proteínas, tanto animales como vegetales, debe ser de un 10–15% del consumo energético diario o 0'8 g por kilo de peso al día.

- **El exceso de sal:**
Recuerda que los alimentos llevan sal de por sí. Por tanto, la sal consumida no debe superar los 5 g al día (2000 mg de sodio) teniendo en cuenta la añadida y la presente de forma natural en los alimentos.

- **El exceso de azúcares:**
Los azúcares NO deben superar el 10% de la energía total consumida por persona y día.

- Siempre es **mejor consumir alimentos de origen vegetal** en lugar de los de origen animal.

- **Evita alimentos preparados comercialmente**, sobre todo los fritos: patatas, chips, cortezas, etc.

Recomendaciones sobre **la leche y los huevos**

- **Las proteínas de la leche y los huevos** son las más completas que podemos encontrar, por lo que NO debemos renunciar a su consumo. El problema de este tipo de alimentos es la cantidad y el tipo de grasa que contienen.

- Los **huevos** son ricos en **vitaminas del grupo B, hierro y otros minerales**. Sin embargo, la yema del huevo es una importante fuente de colesterol. Cada yema contiene unos 200 mg de colesterol, por lo que debemos moderar su consumo. La **clara del huevo** no contiene colesterol y puede consumirse libremente.

- La **leche** es una fuente casi imprescindible de **calcio, fósforo y vitaminas A y D** pero la leche y los lácteos en general son una de las mayores fuentes de grasas saturadas en la dieta. Si sufrimos de alguna patología cardiovascular, es **mejor consumirlos desnatados o semidesnatados** (en este caso, la leche debería estar enriquecida en vitaminas A y D, ya que estas también se han retirado en el proceso de eliminación de la grasa).

RECOMENDACIONES GENERALES DE LA FUNDACIÓN ESPAÑOLA DE LA NUTRICIÓN PARA UNA DIETA CARDIOSALUDABLE

ALIMENTOS	RACIONES DIARIAS	RACIONES SEMANALES	CANTIDAD POR RACIÓN
AGUA	≥8		200 ml/vaso
CEREALES, CEREALES INTEGRALES Y PATATAS:	≥6		
Cereales			20-40 g
Patatas			150-200 g
Pan			40-80 g
Arroz y pasta			50-80 g
VERDURAS Y HORTALIZAS	≥2-3		150-200 g
FRUTAS	≥2-3		100-200 g
ACEITE DE OLIVA Y GIRASOL	3-4		10 ml
LÁCTEOS DESNATADOS:	2		
Leche			200-250 ml
Yogur desnatado			125-250 ml
Queso fresco			80-125 g
PESCADO (blancos o azules)		3-4	100-150 g
CARNES MAGRAS		3-4	100-150 g
HUEVOS		3	65-100 g
LEGUMBRES		3-4	60-80 g
FRUTOS SECOS		2-4	20-30 g
BEBIDAS FERMENTADAS	Consumo opcional y moderado en adultos		
GRASAS, DULCES Y EMBUTIDOS	Consumo ocasional